中医速记手册丛书

中医入门速记手册

黄　泳　张嘉玲　主编

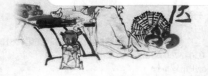

SPM 南方出版传媒

广东科技出版社 | 全国优秀出版社

·广州·

图书在版编目（CIP）数据

中医入门速记手册/黄泳，张嘉玲主编. —广州：广东科技出版社，2016.2（2024.4重印）
（中医速记手册丛书）
ISBN 978-7-5359-6477-9

Ⅰ. ①中… Ⅱ. ①黄…②张… Ⅲ. ①中医学—手册
Ⅳ. ①R2-62

中国版本图书馆CIP数据核字（2016）第015459号

Zhongyi Rumen Shuji Shouce

责任编辑：黄　铸　严　旻
封面设计：林少娟
责任校对：陈素华　吴丽霞
责任印制：吴华莲
出版发行：广东科技出版社
　　　　　（广州市环市东路水荫路11号　邮政编码：510075）
销售热线：020-37607413
https://www.gdstp.com.cn
E-mail: gdkjbw@nfcb.com.cn
经　　销：广东新华发行集团股份有限公司
印　　刷：佛山市浩文彩色印刷有限公司
　　　　　（南海区狮山科技工业园A区　邮政编码：528225）
规　　格：889mm×1 194mm　1/64　印张3.75　字数80千
版　　次：2016年2月第1版
　　　　　2024年4月第5次印刷
定　　价：10.00元

《中医入门速记手册》
编写人员

主　编：黄　泳　　张嘉玲

编　者：陈俊琦　　黄　泳　　黄焕琳

　　　　李妙铿　　曲姗姗　　王艳杰

　　　　张继苹　　张嘉玲　　郑　禹

　　　　钟　正　　甘忠源

前　言

　　中医学是研究人体生理、病理以及疾病诊断、防治等内容的一门科学，是世界医学科学的重要组成部分。为了满足广大中医爱好者的自学需求，以及中医专业、中西医专业学生学习和备考的需要，编者本着系统性和重点突出的原则，对中医基础理论的重点内容进行归纳总结，主要包括阴阳五行学说、藏象学说、气血津液学说、经络学说、体质学说、病因病机学说、防治原则和中医养生等。

　　本书的编写主要参考现行的《中医基础理论》《基础中医学》等教材，部分重点内容转化为图和表以方便理解和记忆，一方面突出实用性和专业性，另一方面又注重条理性和系统性，既保持中医基础理论的传统特色，又为中医基础理论的浅易解释做出新探索。本书也可作为中医基础理论教学的参考书，对临床及基础研究的中医人员也有一定的参考价值。

　　中医理论源远流长，内容丰富。本书是南方医科大学中医药学院教学、临床、科研人员多年从事中医教学及研究的经验与体会的总结，衷心希望本书对广大读者学习中医学有所帮助。但是，编写中的不足和疏漏之处在所难免，敬请广大读者朋友批评指正，以便今后修正提高。

编者

2015年7月

目　　录

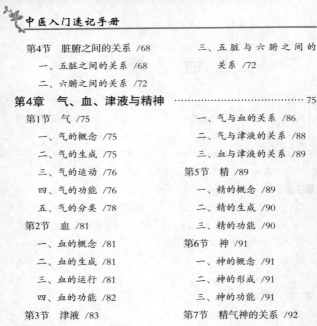

第1章 导 论

中医学是在中国古代哲学中朴素的唯物论和辨证法思想的影响和指导下，经过长期医疗实践的不断积累和总结，而逐步形成的独具特色的医学理论体系，属于自然科学范畴。中医学宝贵的理论知识和临床经验，不仅为中华民族的繁衍昌盛做出了巨大的贡献，也必将为人类保健事业和现代医学科学的发展贡献新的力量。

第1节 中医学的历史沿革

一、中医学的起源

中医学的起源要追溯到远古时期。工具和火的使用，使生食变为熟食，减少了肠胃病的发生，标志着人类卫生保健文明的开始。人类在长期的生产劳动实践中发现，有些植物食后对人体有害，而有些植物食后可增强体质或消除病痛，对此有意识地加以利用，便形成了食疗、药物的概念，逐步积累了早期植物药的知识。到了氏族公社后期，随着生产工具的不断改进，肉类食物较易获取，人们逐渐认识了动物药。随着金属冶炼时代的到来，矿物药也相继出现。

古人在与自然界或猛兽做斗争过程中容易受外伤，人们用泥土、野草、树叶等敷裹伤口，逐渐发现了适于敷治外伤的外用药，此为外治法的开始。针刺疗法源于工具的使用，约在新石器时代，医用的砭石用于破痈排脓，或刺激身体某些部位以消除病痛，由此发展为针刺疗法。灸法源于火的使用，人们在烤火取暖时，发现火热可缓解身体某些部位的疼痛，于是诞生了用火热祛除疾病的方法。经过不断发展，发现了适于温热治疗的最佳原料艾草，灸治疗法由此形成。

中医学的历史是古代劳动人民同疾病乃至一切危险因素做斗争的历史。我们的祖先在长期的生产和生活实践中，形成了疗伤治病的感性认识，经过原始的医疗与保健活动，不断积累医药知识，并反复验证，不断更新、创造和发展，逐渐形成了医疗理性认识，为中医学理论体系的形成奠定了基础。

二、中医学理论体系的形成与发展

中医学理论体系的形成，是在中国传统文化和古代哲学思想的影响和指导下，经过长期的医疗经验积累和理论总结而形成的（如图1-1-1）。

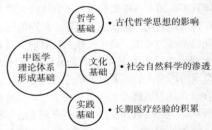

图1-1-1　中医学理论体系形成基础

（一）中医学理论体系形成的基础

1. 古代哲学思想的影响

中医学形成于哲学与自然科学尚未彻底分开之时，故中医学与古代哲学之间有着密切关系。古代的精气、阴阳、五行学说，作为思维方法渗透到中医学中，不仅为中医学提供了唯物辩证的自然观和生命观，而且确立了中医学整体研究方法，使中医可用联系、发展、全面的观点去认识自然和生命，借以阐明生命的本质及人与自然、健康与疾病的关系。古代哲学的影响，为中医学理论体系的形成奠定了哲学基础。

2. 社会自然科学的渗透

春秋战国到秦汉时期，随着生产关系的改变和生产工具的改进，生产力得到了快速提高，促进了社会自然科学的飞速发展。各种文化学术流派涌现，学术上呈现出百家争鸣的繁荣景象。社会自然科学的成就，为中医学理论体系的形成奠定了文化基础。

3. 长期医疗经验的积累

从原始社会到战国时期，药物学知识不断积累，医疗经验日益丰富。殷商时期，药物已相当丰富，还发明了酒及汤液。战国时期，诊病方法日趋成熟，治病方法也有很大进步，除发展了药物、针砭、艾灸、导引等治病方法外，还产生了利用情绪变化治病的精神疗法。医疗经验的积累和总结，奠定了中医学理论体系的实践基础。

（二）中医学理论体系的确立

中医学理论体系的形成在战国至秦汉时期。而《黄帝内经》《难经》《伤寒杂病论》《神农本草经》等医学典籍的出现，标志着中医学理论体系的初步确立。这四部典籍被历代医家奉为中医学的四大经典，是中医学理论体系的奠基之作，对后世中医学的发展产生了深远的影响（见表1-1-1）。

表1-1-1　中医学四大经典

著作	作者	成书年代	历史地位
《黄帝内经》	托名黄帝所作	不晚于汉代	中医学理论体系形成的标志
《难经》	秦越人（扁鹊）		对《黄帝内经》难点的释疑与补充
《伤寒杂病论》	张仲景		我国第一部临床医学专著，开创了中医学辨证论治的先河
《神农本草经》	托名神农所作		我国现存最早的药物学专著，奠定了我国药物学的基础

（三）中医学理论体系的发展

中医理论体系的发展，是随着中国社会科学文化技术的发展而不断发展的，反映了相应历史时期的文化科学技术水平。在中医学理论发展的过程中，上自晋、隋、唐、宋、金、元，下迄明清、近现代的许多医家，在《黄帝内经》《难经》《伤寒杂病论》等经典著作的基础上，在各自的临床经验和理论研究中，从基础理论、临床诊断、方药及针灸等不同角度，丰富和发展了中医学理论体系。以下为中医基础理论的发展简表（见表1-1-2）。

表1-1-2　中医基础理论的发展简表

年代	医家	代表著作	学术特点
隋朝	巢元方	《诸病源候论》	我国第一部病因、病机和证候病理学专著
唐朝	孙思邈	《备急千金要方》《千金翼方》	总结了唐以前的医学成就，堪称我国第一部医学百科全书
南宋	陈无择	《三因极一病证方论》	提出了著名"三因学说"，将病因归纳为外因、内因、不内外因三大类

续表

年代	医家	代表著作	学术特点
金元四大家	刘完素	《素问玄机原病式》	以火热立论，用药多用寒凉，所以被后世称为"寒凉派"
	张从正	《儒门事亲》	认为病由邪生，攻邪已病，用汗、吐、下三法以攻邪，所以被称为"攻下派"
	李杲	《脾胃论》	治疗重在升补脾阳，被称为"补土派"
	朱震亨	《丹溪心法》《格致余论》	提出"阳常有余，阴常不足"之论，治病以滋阴、降火为主，因此被称为"养阴派"
明代	张景岳	《景岳全书》	强调"命门之火"在养生、防病中的重要意义，发展了中医学的命门学说
	赵献可	《医贯》	
	王肯堂	《六科证治准绳》	阐述临床各科证治为主，以"列证最详、论治最精"而著称
	楼英	《医学纲目》	综合性医著，全书共40卷，分11部，以阴阳脏腑分病为纲
	吴又可	《温疫论》	创立了传染病病因学的"戾气学说"的新概念，为温病学说的形成奠定了基础

续表

年代	医家	代表著作	学术特点
清代温病四大家	叶天士	《温热论》	创建了温热病的卫气营血辨证理论
	吴瑭	《温病条辨》	创立了温热病的三焦辨证理论
	王孟英	《温热经纬》	发展了温病学说，是学习温病学的重要参考书
	薛生白	《湿热病篇》	系统和完整论述外感湿热病辨证治疗的专著
清代	王清任	《医林改错》	发展了瘀血理论，创立了多首治疗瘀血病证的有效方剂
近代	曹炳章	《中国医学大成》	一部集古今中医学大成的巨著
	唐宗海	《血证论》《中西汇通医经精义》	"中西医汇通派"创始人之一。他认识到西医、中医各有所长，力主汇通中西，厘正医道
	恽铁樵	《群经见智录》	主张西为中用
	张锡纯	《医学衷中参西录》	主张衷中参西

第2节 中医学的基本特点

中医学在对人体的生理功能、病理变化，以及疾病的诊断及治疗等方面的认识，有许多特点。概括起来，中医学的基本特点主要有整体观念和辨证论治两个方面。

一、整 体 观 念

整体观念，是关于事物和现象的完整性、统一性和联系性的认识。中医学的整体观念，是指中医学关于人体自身的完整性及人与自然、社会环境统一性的思想。中医学认为人体是一个有机的整体，构成人体的各个组成部分之间在结构上不可分割，在功能上相互为用，在病理上则相互影响，而且认为人体与自然界也是密不可分的，人体的生理功能和病理变化，必然受到自然环境和社会条件的影响。

（一）人是一个有机整体

人体是一个内外联系、自我调节和自我适应的有机整体。人体各个组成部分之间，在结构上是不可分割的，在生理上是相互联系、相互为用而又相互制约的，在病理上也是相互影响的（如图1-2-1）。

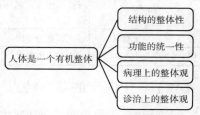

图1-2-1 人体是一个有机整体

1. 结构的整体性

人体以五脏为中心，通过经络系统的联络作用，构成了心、肝、脾、肺、肾五个生理系统。每个系统均以脏为中心，联系相关的腑、体、窍构成。如心、小肠、脉、舌构成"心系统"，肝、胆、筋、目构成"肝系统"，脾、胃、肉、口构成"脾系统"，肺、大肠、皮、鼻构成"肺系统"，肾、膀胱、骨、耳及二阴构成"肾系统"。五个生理系统之间，通过经络系统沟通联络，构成一个在结构上完整统一的整体，为功能的统一奠定了基础。

2. 功能的统一性

在功能活动上，构成人体的各个脏腑组织官窍，虽各有不同的生理功能，但彼此之间相互联系、相互为用、相互制约。整体观念认为，结构与功能关系上，脏腑器官、形态结构与生理功能之间是完整统一的（五脏一体观）；形体与精神活动之间，两者是相互依存、不可分割的统一整体（形神一体观）；精、气、血、津液是构成和维持人体生命活动的基本物质，又是脏腑形体官窍进行生理活动的物质基础，从而保证各脏腑功能活动的统一性。

3. 病理上的整体观

在分析认识病理机制时，应从整体出发，重点关注引起局部病变的整体病理变化，并将局部病理变化与整体病理反应统一起来，既重视局部病变和与之直接相关的脏腑、经络，又关注病变的脏腑、经络对其他相关脏腑所产生的影响，此为整体观在病理上的具体反映。

4. 诊治上的整体观

人体各脏腑、经络、形体、官窍在生理与病理上是相互联系、相互影响的，因而在诊察疾病时，可通过观察分析形体、官窍、色脉等外在的病理表现，推测内在脏腑的病理变化，从而做出正确诊断，为治疗提供可靠依据。局部病变常是整体病理变化在局部的反映，故在治疗局部病变时，必须从整体出发，采取适当的措施和治疗方法进行综合调理，才能取得良好的疗效。

（二）人与自然环境的统一性

人和天地万物一样，都是天地形气阴阳相感的产物，是自然界规律变化的结果。自然环境主要包括季节气候变化、昼夜晨昏、地区方域，是人类生存的必要条件（如图1-2-2）。自然界的运动变化可直接或间接地影响着人体，机体则相应地发生生理和病理上的变化。

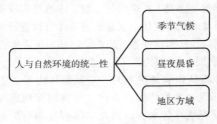

图1-2-2 人与自然环境的统一性

1. 季节气候

四季气候呈现出春温、夏热、秋燥、冬寒的节律性变化，因而人体诸如气血运行等生理活动，也会发生适应性变化。季节气候对发病也有影响，如季节性的多发病或时令性的流行病有着明显的季节倾向。在疾病发展过程中，或某些慢性病恢复期中，也往往由于气候剧变或季节交替而使病情加重、恶化或旧病复发，如哮喘常在气候剧变或季节更替时发作或加剧。

2. 昼夜晨昏

昼夜晨昏变化，对人体生理有不同影响，如人体的阳气随着昼夜阳气的朝始生、午最盛、夕始弱、夜半衰的波动而出现规律性的波动。昼夜晨昏对疾病的影响体现在，大多疾病白天病情较轻，傍晚加重，夜间最重，呈现出周期性的起伏变化（见表1-2-1）。中午之前，人体阳气随自然界阳气的渐生而渐旺，故病较轻；午后至夜晚，人体阳气又随自然界阳气的渐退而渐衰，故病较重。

表1-2-1 昼夜晨昏邪正消长变化与病情关系

项目	早晨（朝）	中午（日中）	黄昏（夕）	夜半
正气	始生	长	始衰	入藏
邪气	衰	败（正胜邪）	始生	独居于身
病情	旦慧	昼安	夕加	夜甚

3. 地区方域

地区方域是人类生存环境的要素之一。在不同的地域，由于地势、气候、水土、物产、人文风俗及生活习惯的不同，在一定程度上对人体产生不同影响，形成生理功能和体质上的不同特点。而地域的不同，也会影响疾病的发生发展和性质。故中医诊治疾病，需遵循"因地制宜"的原则。

（三）人与社会环境的统一性

人既有自然属性，又有社会属性，生命活动必然受到社会环境的影响（如图1-2-3）。政治、经济、文化、宗教、法律、婚姻、人际关系等社会因素，影响着人体的各种生理、心理活动和病理变化。人体必须进行相应的自我调节，才能维持生命活动的稳定、有序、平衡和协调。

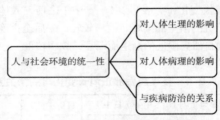

图1-2-3　人与社会环境的统一性

1. 社会环境对人体生理的影响

社会环境、社会角色、经济地位不同，造就了个人的身心机能与体质的差异。一般说来，良好的社会环境，有力的社会支持，融洽的人际关系，可使人精神振奋，勇于进取，有利于身心健康；而不利的社会环境，可使人精神压抑或紧张、恐惧，从而危害身心健康。

2. 社会环境对人体病理的影响

社会环境常有变更，人的社会地位、经济条件也随之而变。在剧烈、骤然变化的社会环境中，一旦人体不能做出相应的调整，就会进入亚健康状态，乃至发生疾病。不利的社会环境，如家庭纠纷、邻里不和、亲人亡故、同事之间或上下级之间的关系紧张等，可破坏人体原有的生理和心理的协调和稳定，不仅易引发某些身心疾病，而且常使某些原发疾病的病情加重或恶化，甚至死亡。可见，社会因素在疾病的发生和发展中所起的作用越来越显著。在中医学整体观念的指导下，运用中医学的理论和方法研究社会因素对生命、健康和疾病的影响，越来越具有现实意义。

3. 社会环境与疾病防治的关系

社会环境的改变主要通过影响人体的精神情志进而对人体的生命活动和病理变化产生影响，因此，预防和治疗疾病时，必须充分考虑社会因素对人体身心机能的影响，尽量避免不利的社会因素对人的精神刺激，创造有利的社会环境，获得有力的社会支持，并通过精神调摄提高对社会环境的适应能力，以维持身心健康，预防疾病的发生，并促进疾病向好的方面转化。

天、地、人三位一体，人生活在天地之间、时空之内，人的生命活动必然受到自然环境和社会环境的影响。因此，置人于自然、社会环境的变化之中，综合分析其机能状态，结合环境变化的各种因素进行诊断、治疗、预防、康复等一系列医学实践活动，是中医学的基本原则。

二、辨 证 论 治

辨证论治，是中医学的整体观念、恒动观念和辨证观念的具体体现，既是中医学认识疾病和治疗疾病的基本原则，又是诊断和防治疾病的基本方法，是中医学的基本特点之一。

（一）症、证、病的概念

辨证诊治，主要指分析和辨别证候，讨论和制定治疗原则和方法，具体关系到病、证和病的区别和联系。

1. 症

症，即症状和体征的总称。症状指疾病的个别表面现象，是病人主观感觉到的异常感觉或某些病态改变，如恶寒、发热、头痛、咳嗽、恶心、呕吐等。体征指能被医生检查发现的客观表现，如舌苔、脉象等。同一个症状，可由不同的致病因素引起，其病理机制不尽相同，因此症可见于不同的疾病和证候。孤立的症状或体征不能反映疾病或证候的本质，因而不能作为治疗的主要依据。

2. 证

证，又称证候，是疾病过程中某一阶段或某一类型的病理本质的概括。证是中医学的特有概念和治疗疾病的核心，一般由一组有内在联系的、能揭示疾病某一阶段或某一类型病变本质的症状和体征构成。病机的内涵中包括了病变的部位、原因、性质及邪正盛衰变化。证候是病机的外在反映，病机是证候的内在本质。证候能够揭示病变的机理和发展趋势，是确定治法、处方遣药的依据。

3. 病

病，又称疾病，是在致病邪气的作用下机体邪正交争，导致阴阳失调、脏腑组织损伤或生理功能障碍，具体表现出若干特定的症状和各阶段的相应证候。疾病多有一定的发病原因及病理演变规律，有较固定的临床症状和体征，有诊断要点和与相似疾病的鉴别点。疾病的这一概念反映了某一种疾病全过程的总体属性、特征和规律。

4. 症、证、病的关系

症、证、病三者既有联系又有区别，三者均统一在人体病理变化的基础之上。症状和体征是病和证的基本要素，疾病和证候都由症状和体征构成。症只是疾病的个别表面现象，证则反映了疾病某个阶段病理本质的变化，由内在联系的症状和体征组合在一起构成；病则反映了病理变化的全部过程，各阶段或类型的证候贯穿并叠合起来，便是疾病的全过程。证的重点在现阶段，而病的重点是全过程。一种疾病由不同的证候组成，而同一证候又可见于不同的疾病过程中。

（二）辨证论治的概念及关系

1. 辨证

辨证，就是将四诊所收集的资料、症状和体征，通过分析、综合，辨清疾病的原因、性质、部位，以及邪正之间的关系，概括、判断为某种性质的证候。辨证的关键是"辨"，辨证的过程是对疾病的病理变化做出正确、全面判断的过程。

2. 论治

论治，又称为"施治"，就是根据辨证的结果，确定相应的治疗原则和方法，也就是研究和实施治疗的过程。

3. 辨证论治

辨证论治，是在中医学理论指导下，对四诊所获得的资料进行分析综合，概括判断出证候，并以证为据确立治疗原则和方法，付诸实施的过程。辨证是决定治疗的前提和依据，论治是治疗疾病的手段和方法。通过论治可以检验辨证的正确与否。辨证论治的过程，就是认识疾病和治疗疾病的过程，是中医临床思维的过程，是理、法、方、药在临床上的具体运用，是指导中医临床工作的基本原则。

在临床实践中常用的辨证方法有八纲辨证、脏腑辨证、气血津液辨证、六经辨证、卫气营血辨证、三焦辨证、病因辨证等。这些辨证方法，虽有其各自的特点，在对不同疾病的诊断上各有侧重，但又是互相联系和互相补充的。

（三）病治异同

同一疾病在不同的发展阶段，可以出现不同的证型；而不同的疾病在其发展过程中又可能出现同样的证型。因此，在治疗疾病时，可分别采取"同病异治"或"异病同治"的原则。

同病异治，即对同一疾病不同阶段出现的不同证型，采用不同的治法，例如麻疹、感冒的治疗；异病同治，指不同的疾病在发展过程中出现性质相同的证型，因而可以采用同样的治疗方法。如胃下垂、肾下垂、子宫脱垂、脱肛等不同的病变，在其发展变化过程中，可能出现大致相同的"中气下陷"的病理机制，表现为大致相同的证候，故皆可用补益中气的方法来治疗。

同病异治或异病同治的实质是，证同治亦同，证异治亦异。这种针对疾病发展过程中不同质的矛盾用不同的方法去解决的原则，正是辨证论治实质的体现。

（四）辨证与辨病的关系

在辨证论治过程中，必须掌握病与证的关系。临床认识和治疗疾病，既辨病又辨证，但主要不是着眼于病的异

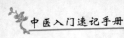

同，而是将重点放在证的区别上，通过辨证而进一步认识疾病。例如，感冒是一种疾病，临床可见恶寒、发热、头身疼痛等症状，但由于引发疾病的原因和机体反应性有所不同，可表现为风寒感冒、风热感冒、暑湿感冒等不同的证型。只有辨清了感冒属于何种证型，才能正确选择不同的治疗原则，分别采用辛温解表、辛凉解表或清暑祛湿解表等治疗方法。辨证与仅针对某一症状采取具体对策的对症治疗完全不同，也根本不同于用同样的方药治疗所有患同一疾病的患者的单纯辨病治疗。

辨证论治还强调人、病、证三者之间的关系，强调个体差异；侧重辨证与辨病相结合；重视整体与局部、宏观与微观的辨证关系。针对疾病过程中不同情况，随机应变，抓住主要矛盾，因时、因地、因人制宜，选择最佳治疗方案，这就是辨证论治的实质与精髓。

第2章　阴阳五行

阴阳五行，是阴阳学说和五行学说的合称，是古人用以认识自然和解释自然的世界观和方法论，属于古代哲学范畴。阴阳学说认为世界是物质的，物质世界在阴阳二气的相互作用下发生、发展和变化。五行学说认为木、火、土、金、水是构成物质世界所不可缺少的最基本物质，五种物质之间相互资生、相互制约，构成基本的物质世界。

我国古代医学家在长期医疗实践的基础上，将阴阳五行学说运用于医学领域，借以阐明人体的组织结构、生理功能以及病理变化，并用以指导临床的诊断和治疗，成为中医学理论体系的一个重要组成部分，对中医学理论体系的形成和发展起着极其重要的影响。

第1节　阴阳学说

阴阳学说认为，世界是物质性的整体，世界本身是阴阳二气对立统一的结果。自然界各种事物和现象都存在阴阳对立的两个方面，一切事物和现象的发生、发展和变化，都源于阴阳对立双方的矛盾运动。

一、阴阳的基本概念

（一）阴阳的含义

阴阳的最初含义是指日光的向背，向日为阳，背日为阴，后来引申为气候的寒暖、方位的上下、运动状态的动静等。古代思想家看到一切现象都有正反两方面，就用阴阳这一概念来解释自然界中两种对立和相互消长的物质势力，并认为阴阳的对立和消长是事物本身所固有的，进而认为阴阳的对立和消长是宇宙的基本规律。

阴阳，是对自然界中相互关联的某些事物或现象对立双方属性的概括。其既可以代表相互对立又相互联系的事物或现象，如天与地、水与火；又可以代表同一事物或现象内部相互对立又相互联系的两个方面，如脏与腑、气与血。

（二）阴阳的特性

阴阳作为解释自然界一切事物与现象的理论，具有以下特性（如图2-1-1）。

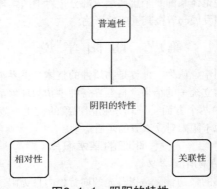

图2-1-1　阴阳的特性

1. 普遍性

阴阳的普遍性，指阴阳的概念并不局限于某一特定的事物，而是普遍存在于自然界各种事物或现象之中，代表着相互对立而又相互联系的两个方面。阴阳可用于解释自然界一切事物或现象的发生、发展、运动以及变化，如季节、温度等。

2. 关联性

阴阳的关联性，指事物或现象必须互相联系，或是属于同一统一体中相互关联的两部分，才能分阴阳。如水与火，相互关联而相互对立，水性寒而润下，火性热而炎上，故水属阴，火属阳。而水与天，两者既非相互关联，亦非同一统一体的对立双方，因而不能分阴阳。

3. 相对性

阴阳的相对性，指事物的阴阳属性并非绝对的、不变的，而是相对的、可变的。表现在三个层面：其一，阴阳在一定条件下可互相转化，即阴可以转化为阳，阳可以转化为阴；其二，阴阳的无限可分性，即阴阳之中仍可分阴阳，如昼为阳，夜为阴，若上下午相对而言，则上午为阳中之阳，下午为阳中之阴（如图2-1-2）；其三，当划分阴阳的条件改变时，阴阳属性亦随之改变，如肺居上焦属阳，肝居下焦属阴，若以脏腑之气的升降运动规律来划分其阴阳属性，则肺气主降属阴，肝气上升主动属阳。

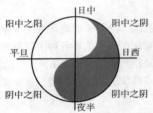

图2-1-2 一日之中的阴阳变化

（三）阴阳属性的划分

一般而言，凡是静止的、内守的、下降的、寒冷的、晦暗的、抑制的都属于阴；凡是运动的、外向的、上升的、温热的、明亮的、兴奋的都属于阳（见表2-1-1）。

表2-1-1 事物与现象阴阳属性归纳

属性	空间	时间	季节	温度	湿度	质量	性状	亮度	运动状态
阳	天、上、外、左	昼	春、夏	温、热	干燥	小	清	明亮	动、升、兴奋、亢进
阴	地、下、内、右	夜	秋、冬	寒、凉	湿润	大	浊	晦暗	静、降、抑制、衰退

二、阴阳学说的基本内容

阴阳学说的基本内容包括交感互藏、对立制约、互根互用、消长平衡、相互转化五方面（如图2-1-3）。

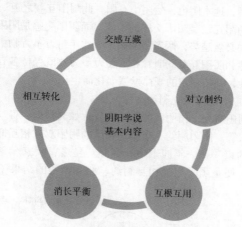

图2-1-3　阴阳学说的基本内容

（一）阴阳交感互藏

阴阳交感，指阴阳二气在运动中相互感应而交合，亦即发生相互作用。阴阳交感是万物化生和变化的根本条件。《荀子·礼记》曰："天地合而万物生，阴阳接而变化起。"天地阴阳二气相互作用，交感合和，产生了宇宙万物，并推动着它们的发展和变化。

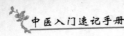

阴阳互藏，指互相对立的阴阳双方中任何一方都包含另一方，即阴中有阳，阳中有阴。阴阳互藏是宇宙万物普遍存在的规律。《类经·运气类》云："天本阳也，然阳中有阴；地本阴也，然阴中有阳。此阴阳互藏之道。"

阴阳互藏是阴阳交感的根源，而阴阳交感是阴阳运动发展的必然趋势，两者紧密联系。在宇宙万事万物中，阴阳交感和阴阳互藏同时存在，使万事万物既保持各自的特点特性，又按一定的规律发展变化而生化不绝。

（二）阴阳对立制约

阴阳对立，指阴阳的属性相反，如天与地、昼与夜、水与火等。阴阳制约，指属性相反的阴阳双方相互抑制、相互约束，如一年四季中有春温、夏热、秋凉、冬寒的不同，便是阴阳之气相互制约、相互消长的结果（如图2-1-4）。

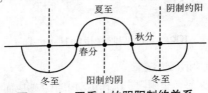

图2-1-4　四季中的阴阳制约关系

阴阳的对立制约，维持了阴阳之间的动态平衡，促进了事物的发生发展和变化。人体处于正常的生理状态时，阴阳处于相互制约、相互消长的动态平衡中，维持"阴平阳秘"的健康状态。若阴阳对立制约关系失调，动态平衡遭到破坏，则阴阳失衡，最终导致疾病的发生。

（三）阴阳互根互用

阴阳互根，指阴阳双方互为基础，其中一方的存在以另一方的存在为前提，且双方有着相互依存、相互资生的关系。以人体为例，机体阳气以阴精的存在为前提，而人体阴精亦以阳气的存在为基础。

阴阳互用，指阴阳在相互依存的基础上，某些范畴的阴阳关系还体现为相互资生、相互促进。如《医贯砭·阴阳论》云："阴阳又各互为其根，阳根于阴，阴根于阳；无阳则阴无以生，无阴则阳无以化。"

《素问·阴阳应象大论》云："阴在内，阳之守也；阳在外，阴之使也。"高度概括了阴阳的互根互用关系。若阴阳的互根互用关系遭到破坏，就会导致"独阴不生，独阳不生"，甚至"阴阳离决，精气乃绝"而死亡。

（四）阴阳消长平衡

阴阳消长，指阴阳之间的对立制约、互根互用，并非静止不变的，而是不断运动变化的。阴阳消长的根本原因，在于阴阳之间存在对立制约和互根互用的关系。

阴阳对立制约导致的阴阳消长，主要表现为阴阳互为消长，即此消彼长，此长彼消。阴阳相互制约，当属阴的一方消减时，就会使受制约、属阳的一方增长；当属阳的一方增长时，就会使受制约、属阴的一方消减。以人体生理功能为例，白天生理功能以兴奋为主，黑夜则以抑制为主，从子夜到日中，生理功能从抑制逐渐转向兴奋，为"阴消阳长"；从日中至黄昏，生理功能由兴奋逐渐转向抑制，为"阳消阴长"（如图2-1-5）。

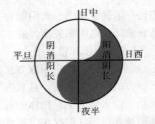

图2-1-5　一日之中的阴阳变化

阴阳互根互用导致的阴阳消长，主要表现为阴阳皆消皆长，即此消彼消，此长彼长。阴阳相互资生、促进，当属阴的一方消减时，对阳的资生和促进相应减弱，阳随之消减，即为此消彼消；当属阴的一方增长时，对阳的资生和促进增加，阳亦随之增长，即为此长彼长。

阴阳消长平衡，符合事物的规律：运动和消长是绝对、静止和平衡是相对的。事物就是在这种绝对的消长运动和相对的静止平衡中生化不息，从而发生和发展。对人体而言，当机体的阴阳消长平衡时，人体生命活动才能维持正常。

（五）阴阳相互转化

阴阳相互转化，指阴阳在一定条件下，可以各自向其相反的方向转化，即阴可以转化为阳，阳也可以转化为阴。若说阴阳消长是量变，则阴阳转化便是在量变基础上发生的质变，消长是转化的前提条件，而转化是消长的最终结果。

阴阳的转化，表现在事物变化的"物极"阶段。《素问·阴阳应象大论》曰："重阴必阳，重阳必阴"，"寒极生热，热极生寒"。这里的"重"和"极"就是促进阴阳转化的条件。例如，高热患者突然体温下降，面色苍白，四肢厥冷，脉微欲绝，由阳证转化为阴证，其内热毒极重，阳气随津液外泄而亡脱，即为促进阳证转化为阴证的内部条件。

综上所述，阴阳的交感互藏、对立制约、互根互用、消长平衡和相互转化，说明阴阳之间是相互联系且可调控的，而非静止孤立的。阴阳对立的两个方面，必须以对方的存在为自己存在的前提，对立面的消长是绝对的，而平衡则是相对的，对立面的消长运动在一定的条件下可以发生质的改变，从而完成由阴转化为阳、由阳转化为阴的结果，这就是中医阴阳学说的内涵与本质，也是其精髓部分。

三、阴阳学说在中医学中的应用

（一）说明人体的组织结构

根据阴阳对立统一的观点，认为人体是一个有机整体，其内一切组织结构均可划分为阴阳两个部分。

大体而言，下属阴，上属阳；体内属阴，体表属阳。就背腹四肢内外侧而言，胸腹属阴，项背属阳；四肢内侧属阴，外侧属阳。就脏腑而言，五脏属阴，六腑属阳。五脏之中，肝、脾、肾居腹腔属阴，心、肺居胸腔属阴。人体的基本物质，有形之血、津、液、精属阴，无形之气属

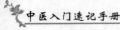

阳。而依据阴阳的多少，经脉又可分为太阴、少阴、厥阴和阳明、太阳、少阳（见表2-1-2）。

表2-1-2　人体部位、脏腑、气血精液、
经络的阴阳属性归类

阴阳	部位	脏腑	五脏	气血津液精	经络
阴	下部、体内、胸腹、内侧	五脏	肝、脾、肾	血、津、液、精	太阴、少阴、厥阴
阳	上部、体表、项背、外侧	六腑	心、肺	气	阳明、太阳、少阳

（二）说明人体的生理功能

人体的正常生命活动，是阴阳对立统一协调的结果。当功能与物质相对而言，则物质属阴，功能属阳，物质与功能之间的关系，是阴阳矛盾对立统一关系的体现。人体生理活动以物质为基础，没有物质的运动就不能产生生理功能。而生理活动的结果，又不断促进物质的新陈代谢。人体功能与物质的关系，就是阴阳相互依存、相互消长的关系。若阴阳不能相互依存为用而分离，人的生命活动也就终止。

（三）说明人体的病理变化

疾病的发生，是阴阳失去相对平衡，出现偏盛或偏衰

的结果。疾病的发生发展关系到正气和邪气两方面。而正气和邪气，以及它们相互作用、斗争的情况，均可用阴阳概括说明。正气分阴阳，包括阴液和阳气；邪气分阴阳，如六淫致病因素中的寒、湿为阴邪，而风、暑、火、燥为阳邪。疾病的过程，多为邪正相互争斗的过程，其结果引起机体阴阳的偏盛或偏衰。无论疾病的病理变化多么复杂，均可用阴阳失调以概括，这是中医病理学的总纲。

（四）指导疾病的诊断

疾病发生发展变化的内在根本原因在于阴阳失调，所以任何疾病均可用阴或阳来概括说明。在辨证方面，阴、阳、表、里、寒、热、虚、实八纲中以阴阳作为总纲，表、实、热属阳，里、虚、寒属阴。在临床辨证中，首先要分清阴阳，才能抓住疾病的本质，望、闻、问、切四诊，均应以辨明阴阳为首务，更应依据阴阳的属性特征，在辨证过程中准确区分阴阳，从而把握病症的本质属性，方能诊治无误（见表2-1-3）。

表2-1-3　疾病属性的阴阳归类

阴阳	六纲	色泽	声音	语言	呼吸	脉象
阴	虚证、里证、寒证	晦暗	低微无力	少言沉静	微弱	沉小细迟
阳	实证、表证、热证	鲜明	高亢有力	多言躁动	有力	浮大洪数

（五）指导疾病的防治

由于疾病发生发展的根本原因在于阴阳失调，因此调整阴阳，恢复阴阳的相对平衡，是治疗的基本原则。阴阳学说用以指导疾病的治疗，一是用于确定治疗原则，二是用以归纳药物性能。

1. 确定治疗原则

阴阳偏盛的治疗原则：阴阳偏盛，即阴或阳的一方偏盛，为有余之证。不管是阴盛还是阳盛，两者均为实证，应当"损其有余"，即"实者泻之"。

阴阳偏衰的治疗原则：阴阳偏衰，即阴或阳的一方不足，或为阴虚，或为阳虚。不管是阴虚还是阳虚，两者均为虚证，应当"补其不足"，即"虚则补之"。

总之，治疗的基本原则，是泻其有余，补其不足，从而使阴阳失调的异常现象复归于平衡协调的正常状态。

2. 归纳药物性能

阴阳学说可用于概括药物的性味功能，作为指导临床用药的依据。治疗疾病，就是根据病证的阴阳偏盛偏衰情况，确定治疗原则，再结合药物性能的阴阳属性，选择相应的药物来调整机体阴阳失衡状态，从而达到治愈疾病的目的。

药物性能主要由气味和升降浮沉决定，其阴阳属性归纳如下（见表2-1-4）。

表2-1-4 药物性能的阴阳属性

阴阳	四气	五味	升降浮沉
阴	寒、凉	酸、苦、咸	降、沉
阳	温、热	辛、甘	升、浮

第2节 五 行 学 说

五行学说认为，宇宙间的一切事物都是由木、火、土、金、水五种物质所构成的，自然界各种事物和现象的发生、发展与变化，都是这五种物质不断运动和相互作用的结果。

一、五行的基本概念

（一）五行的含义

"五"，是指木、火、土、金、水五种基本物质；"行"，有两种含义：一是指行列、秩序，二是指运动、变化。因此，五行是指木、火、土、金、水五种物质及与之相关的不同事物之间的联系和变化。

（二）五行的特性

五行的特性，是古人在长期的生活和生产实践中，在对木、火、土、金、水五种物质的直接观察和朴素认识的基础上，进行抽象而逐渐形成的理性概念。《尚书·洪范》记载："五行，一曰水，二曰火，三曰木，四曰金，五曰土，水曰润下，火曰炎上，木曰曲直，金曰从革，土爱稼穑。"这是对五行特性的高度概括。

1. 木的特性

"木曰曲直"。所谓"曲直",是指树木的枝条具有生长、柔和、能屈能伸的特性。引申为凡具有生长、升发、条达、舒畅等作用或性质的事物或现象,归属于木。

2. 火的特性

"火曰炎上"。所谓"炎上",是指火具有炎热、光明、上升的特性。引申为凡具有温热、明亮、上升等作用或性质的事物或现象,归属于火。

3. 土的特性

"土爱稼穑"。所谓"稼穑",泛指人类种植和收获谷物的农事活动。引申为凡具有生长、承载、受纳等作用或性质的事物或现象,归属于土。

4. 金的特性

"金曰从革"。所谓"从革",是指金具有刚柔并济之性。引申为凡具有沉降、肃杀、收敛等作用或性质的事物或现象,归属于金。

5. 水的特性

"水曰润下"。所谓"润下",是指水具有滋润、向下的特性。引申为凡具有寒凉、滋润、下行等作用或性质的事物或现象,归属于水。

(三)事物、现象的五行归类

五行学说是以五行的特性为依据,通过取象比类、演绎推理和归纳分类的方法,将自然界的各种具有相同和相似特征的事物或现象,分别归属于木、火、土、金、水五类之中,从而形成人类认识自然界的五大系统(见表2-2-1)。

表2-2-1 事物、现象的五行归类

自然界							五行	人体						
五音	五味	五色	五化	五气	五方	五季		五脏	五腑	五官	五体	五志	五液	五脉
角	酸	青	生	风	东	春	木	肝	胆	目	筋	怒	泪	弦
徵	苦	赤	长	暑	南	夏	火	心	小肠	舌	脉	喜	汗	洪
宫	甘	黄	化	湿	中	长夏	土	脾	胃	口	肉	思	涎	缓
商	辛	白	收	燥	西	秋	金	肺	大肠	鼻	皮	悲	涕	浮
羽	咸	黑	藏	寒	北	冬	水	肾	膀胱	耳	骨	恐	唾	沉

二、五行学说的基本内容

五行学说的基本内容,包括五行的相生、相克、制化、相乘、相侮和母子相及等。五行的相生和相克,代表自然界事物或现象之间的正常关系;五行制化,即相生和相克结合,以维持自然界事物或现象之间的协调平衡关系的机制;五行的相乘、相侮和母子相及,代表五行相克关系失常时,自然界事物或现象之间的协调平衡关系失调的异常现象。

（一）五行相生、相克和制化

1. 相生

指木、火、土、金、水之间存在着有序的递相资生、助长和促进的关系。相生次序是：木生火，火生土，土生金，金生水，水生木。在相生关系中，任何一行都具有"生我"和"我生"两方面的关系。"生我"者为"母"，"我生"者为"子"，所以相生关系又称之为"母子关系"。以木行为例，"生我"者是水，而"我生"者是火，故水是木之"母"，而火是木之"子"（如图2-2-1）。

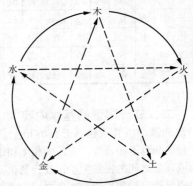

图2-2-1　五行相生、相克关系（实线表示相生
　　　关系，虚线表示相克关系）

2. 相克

指木、火、土、金、水之间存在着有序的递相克制、制约的关系。相克次序是：木克土，土克水，水克火，火克金，金克木。在相克关系中，任何一行都具有"克我"和"我克"两方面的关系。"克我"者为"所不胜"，"我克"者为"所胜"，所以相克关系又称为"所胜"与"所不胜"的关系。以木行为例，"克我"者是金，而"我克"者是土，故金是木的"所不胜"，而土是木的"所胜"（如图2-2-1）。

3. 制化

制化，是生克关系的结合。相生与相克是事物或者现象不可分割的两个方面。没有生，就没有事物的发生和成长；没有克，就不能维持正常协调关系下的变化和发展。因此，只有生中有克、克中有生、相反相成，才能维持和促进事物的相对平衡协调和发展变化。五行之间这种生中有制、制中有生、相互生化、相互制约的生克关系，称为制化。

（二）五行相乘、相侮和母子相及

1. 相乘

指五行中一行对其所胜的一行的过度制约或克制。相乘次序与相克相同，即木乘土，土乘水，水乘火，火乘金，金乘木。导致五行相乘的原因有两种：一是指五行中的某一行过于亢盛，对其所胜的一行进行超过正常限度的克制，产生相乘，如木亢乘土；二是五行中某一行过于虚弱，难以抵御其所不胜一行的正常限度的克制，产生相乘，如土虚木乘。

2. 相侮

指五行中一行对其所不胜的一行的反向制约和克制。相侮次序是：木侮金，金侮火，火侮水，水侮土，土侮木。导致五行相侮的原因有两种：一是五行中的某一行过于强盛，使原来克制它的一行不仅不能克制它，反而受到它的反向克制，产生相侮，如木亢侮金；二是五行中某一行过于虚弱，不仅不能制约其所胜的一行，反而受到其所胜一行的相侮，如金虚木侮。

3. 母子相及

包括母病及子和子病及母两种情况，属于五行之间相生关系异常的变化。

母病及子：是指五行中的某一行异常累及其子行，导致母子两行皆异常。母病及子的一般规律是：母行虚弱，引起子行亦不足，终致母子两行皆不足。如水为母，木为子，水不足则不能生木，导致母子俱虚，水竭木枯。

子病及母：是指五行中的某一行异常影响其母行，导致子母两行皆异常。子病及母的一般规律有两种：一是子行亢盛，引起母行亦亢盛，导致子母两行皆亢盛，称为"子病犯母"。如火为子，木为母，火旺引起木亢，导致木火俱亢。二是子行虚弱，累及母行，引起母行亦不足，终致子母两行俱不足，称为"子盗母气"。如木为子，水为母，木不足引起水亏，导致木水俱不足。

三、五行学说在中医学中的应用

（一）阐释生理现象

1. 说明五脏的生理特性

五行学说将脏腑分别归属于五行以说明各脏的生理特性。例如，木有生长、升发、条达、舒畅等特性，肝喜条达而恶抑郁，有疏通气血、调畅情志的功能，是以肝属木。

五行学说不仅将人的脏腑组织官窍分属于五行，而且将自然界的五方、五气、五味等与人的生理系统联系起来，认为同一行事物之间具有同气相求的关系，体现了人与自然的联系性和统一性。

2. 阐释五脏的相互关系

五脏的功能活动不是孤立的，而是相互联系的。中医学借助五行生克制化理论来探索五脏之间的相生相克关系。

五脏相生关系：肝生心，即木生火，是以肝藏血以济心；心生脾，即火生土，是以心阳温煦脾土，助土运化；脾生肺，即土生金，是以脾的健运可以益肺；肺生肾，即金水，是以肺气清肃下行有助于肾之纳气；肾生肝，即水生木，是以肾藏精以滋养肝血。

五脏相克关系：肝木条达，可以疏泄脾土之壅滞，则有肝克脾；脾土运化水湿，可以防止肾水泛溢，则有脾克肾；肾水滋润，可防止心火过亢，则有肾克心；心火温煦，有利于肺金宣发，制约肺的清肃太过，则有心克肺；肺气清肃下行，可以抑制肝气升发太过，则有肺克肝。五脏之间的生克制化，维系着它们之间的协调平衡。

（二）阐释病理传变

五行学说可用于解释某些病理，特别是用于说明病理情况下脏腑间的某些相互影响。这种相互影响，中医学称之为"传变"。

1. 相生关系的传变

相生关系的传变，是指病变顺着或逆着五行相生次序的传变，包括母病及子和子病犯母两种类型。

母病及子：是指病变从母脏传到子脏。如肾属水，肝属木，水能生木，故肾为母脏，肝为子脏，肾病及肝，即母病及子。见于临床上常见的肝肾精血不足等病证，先有肾精不足，然后累及肝脏，而致肝血不足，从而形成肝肾精血不足的病证。

子病犯母：又称"子盗母气"，是指病变从子脏波及母脏。如肝属木，心属火，木能生火，故肝为母脏，心为子脏，心病及肝，即子病犯母。见于临床上常见的心肝血虚等病证，先有心血不足，然后累及肝脏，而致肝血不足，从而形成心肝血虚的病证。

2. 相克关系的传变

相克关系的传变，是指病变顺着或逆着五行相克次序的传变，包括相乘和相侮两个方面。

相乘：指相克太过为病。原因不外乎一方过强，或一行过弱。以肝和脾为例，正常情况下肝木本应制约脾土，但若肝的功能过强，肝气横逆犯脾胃，则可出现一系列病变，这叫肝木乘脾土；也可以脾虚肝乘，这多表现为肝脾不和等病理传变。

相侮：指逆着相克方向而致病。原因不外乎一行太盛，或一行太虚。以肺肝关系为例，正常情况下肺可制约肝，但在某些病理情况下，如肺虚或肝旺，反倒出现肝侮肺，表现为肝火犯肺等病理传变。

（三）指导诊断疾病

依据整体观念，当脏腑有病时，人体脏腑功能活动及其相互关系的异常变化，可以反映到体表相应的组织器官，而出现色泽、声音、形态、脉象等诸方面的异常变化。因此，在临床诊断疾病时，可以综合望、闻、问、切四诊所得材料，根据五行的归属及其生克乘侮的变化规律来推断病情。如面见青色，喜食酸味，脉见弦象，可以诊断为肝病。

（四）指导临床治疗

1. 预防疾病传变

病变过程中，一脏之病常可波及他脏而使疾病发生传变。因此，治疗时除对已病之脏进行处理外，还应根据五行生克乘侮规律，调整各脏之间的相互关系，防治疾病进

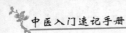

一步传变，并促使已病之脏恢复。如肝脏有病，若肝气太过，木旺乘土，此时应健脾护胃以防其传变，脾胃健运则不易传变，肝病也容易痊愈。

2. 确定治则和治法

（1）根据相生规律确定的治则和治法。根据相生规律确定的治疗原则，包括虚则补其母和实则泻其子。前者主要用于母子两脏虚弱之证，后者主要用于母子两脏俱实之证。根据相生规律确定的常用治疗方法，包括滋水涵木法和培土生金法等。

滋水涵木法：指用滋养肾阴以养肝阴的方法，又称滋肾养肝法、滋补肝肾法。适用于肾阴亏损而致肝阴不足，甚则肝阳偏亢的病证。

培土生金法：指用补脾益气而补益肺气的方法，又称补养脾肺法。适用于脾胃虚弱不能滋养肺脏而致肺虚脾弱的病证。

（2）根据相克规律确定的治则和治法。根据相克规律确定的治疗原则，包括抑强和扶弱。所谓"抑强"，指抑制功能过亢之脏；所谓"扶弱"，指扶助功能虚弱之脏。根据相克规律确定的常用治疗方法，包括培土制水法和泻南补北法等。

培土制水法：指通过温运脾阳，以治疗肾有病变而水湿停聚为病的方法，又称温肾健脾法。适用于脾虚不运、水湿泛滥而致水肿胀满之证。

泻南补北法：指泻心火以滋肾水的治疗方法，又称滋阴降火法。适用于肾阴不足、心火偏旺、水火不济、心肾不交之证。

（3）五志相胜法。五志相胜法主要用于情志疾病。情志生于五脏，五脏之间有着生克关系，所以情志之间也存在这种关系。由于在生理上人的情志变化有着相互抑制的作用，在病理上人的情志和内脏有密切关系，故在临床上可以用情志的相互制约关系来达到治疗的目的。如悲为肺志，属金，怒为肝志，属木，金能克木，所以悲能胜怒。

3. 指导针灸疗法

五输穴分属于五行，针灸治疗时可按五行生克规律选穴施治。凡是虚证可补其母经或母穴，如肝虚证取用肾经合穴（水穴）阴谷或本经合穴（水穴）曲泉治疗。凡是实证可泻其子经或子穴，如肝实证可取心经荥穴（火穴）少府或本经荥穴（火穴）行间治疗。

运用五行生克规律指导治疗，在临床上有一定意义，但并非所有疾病都适用，要根据具体情况灵活运用。

第3章 藏　象

藏象学说，是研究和阐明人体脏腑的形态结构、生理功能、生理联系、病理变化及其相互关系的一门学说。"藏象"一词，首见于《素问·六节藏象论》。"藏"是指藏于体内的脏腑组织器官；"象"是指表现于外的生理、病理现象。"藏"是"象"的内在本质，"象"是"藏"的外在反映，两者合称"藏象"。

藏象学说，是以脏腑为研究对象。脏腑按其机构和生理功能特点的不同，可分为五脏、六腑和奇恒之腑。五脏包括心、肺、脾、肝、肾，多属实质性器官，其生理功能是化生和贮藏精气；六腑包括胆、胃、小肠、大肠、膀胱、三焦，多属空腔性器官，其生理功能是受盛和传化水谷；奇恒之腑包括脑、髓、骨、脉、胆、女子胞（子宫），其形态中空有腔与六腑相类，功能贮藏精气与五脏相似，但与五脏和六腑均有明显区别，故称之。《素问·五藏别论》曰："所谓五脏者，藏精气而不泻也，故满而不能实。六腑者，传化物而不藏，故实而不能满也。"是对脏腑生理功能特点的高度概括（见下表）。

五脏、六腑、奇恒之腑的功能、形态和特点归纳

名称	功能	形态	特点
五脏	化生和贮藏精气	实质密闭器官	藏而不泻，满而不实
六腑	受盛和传化水谷	中空有腔器官	泻而不藏，实而不满
奇恒之腑	贮藏精气	中空有腔器官	同五脏，除胆外

第1节 五 脏

五脏，是人体生命活动的中心，也是脏腑的核心。五脏几乎涵括了人体的所有生理功能，而六腑、奇恒之腑和其他组织官窍的生理功能以及精神情志活动均隶属于五脏，从而形成以五脏为中心的五大系统，即五脏系统（见表3-1-1）。五脏各有其自身的组织结构、生理功能以及与全身的生理联系，而五脏之间在生理、病理上又密切联系，相互配合，相互影响，以此共同完成人体的生命活动。

表3-1-1 五脏系统

五脏系统	五脏	五腑	五体	五华	五官	五志	五液
心系统	心	小肠	脉	面	舌	喜	汗
肝系统	肝	胆	筋	爪	目	怒	泪

续表

五脏系统	五脏	五腑	五体	五华	五官	五志	五液
脾系统	脾	胃	肉	唇	口	思	涎
肺系统	肺	大肠	皮	毛	鼻	悲（忧）	涕
肾系统	肾	膀胱	骨	发	耳	恐	唾

一、心

心，位于胸腔偏左，横膈之上，两肺之间，有心包卫护于外。心的生理功能主要是主血脉和主藏神。心与小肠相为表里，在体合脉，其华在面，开窍于舌，在志为喜，在液为汗，与自然界之夏气相通应。

（一）生理功能

1. 主血脉

心主血脉，是指心能推动和调控血液在脉道中运行，流注全身，以发挥濡养作用。它主要包括主血和主脉两个方面。

心主血，是指心能推动和调控血液的运行和生成，以输送营养物质至全身脏腑形体官窍。心主血，首先体现在心脏正常搏动推动血液输布全身，以发挥血的濡养作用。心主血的另一个体现是心有生血作用，指食物经脾胃运化生成水谷精微，水谷精微再转化为营养物质入脉，经心化而为血。

　　心主脉，是指心能推动和调控心脏的搏动和脉管的舒缩，使脉道通利，血流通畅，营养物质输送于全身脏腑形体官窍。心气充沛，心脏有规律地搏动，脉管有规律地舒缩，使血液输送至全身各脏腑形体官窍而发挥濡养作用，以维持人体的正常生命活动。

　　心、脉、血三者密切相连，构成一个血液循环系统。血液在脉中正常运行，必须以心气充沛、血液充盈、脉道通利为基本条件。其中心脏的正常搏动，对血液循环系统生理功能的正常发挥起着主导作用。

　　2. 主藏神

　　心主藏神，是指心有统帅全身脏腑形体官窍的生理活动和主司意识、思维、情志等精神活动的作用。神，有广义和狭义之分。广义之神，泛指整个人体生命活动的外在表现，包括整个人体的形象及面色、眼神、言语等；狭义之神，是指人的精神、心理、意识和思维活动。心所藏之神，既包括主宰人体生命活动的广义之神，又包括意识、思维、情感等狭义之神。

　　人的精神意识思维活动，虽可分属于五脏，但主要归属于心主藏神的生理功能。因此，心主藏神的功能正常，则精神振奋，神志清晰，思考敏捷，对外界刺激反应灵敏。若心主藏神的功能异常，则可导致精神意识思维的异常，出现失眠、多梦、神志不宁，甚至躁狂，或反应迟钝、精神萎靡，甚至昏迷等临床表现。

（二）系统联系

1. 在体合脉，其华在面

心在体合脉，是指全身的血脉统属于心，心脏不停地搏动，推动血液在脉内循行，维持人体的生命活动，故脉与心脏的联系最为密切，即心主血脉。

心其华在面，是指心的生理功能正常与否，可以反映于面部的色泽变化。由于头面部的血脉比较丰富，当心气旺盛、血脉充盈时，则面部红润光泽。反之，若心气血不足，则面色淡白、晦滞；心血瘀阻，则面色青紫；心火亢盛，则面部红赤。

2. 开窍于舌

心开窍于舌，是指心脏的精气盛衰及其功能的正常与否可反映于舌的变化。舌为心之外候，主司味觉和表达语言，其功能表达有赖于心主血脉和心主神志的生理功能。若心的生理功能正常，则舌体红活荣润，柔软灵活自如。若心有病变，也可反映于舌，如心阳气不足，则舌质淡白胖嫩；心神失常，则舌强语謇或失语。

3. 在志为喜

心在志为喜，是指情志活动的喜与心密切相关。喜是一种喜悦、愉快的情绪和心境。适度喜乐，有助于血流的畅通和心主血脉的功能正常。若喜乐过度，则心气涣散，耗伤心神，注意力不集中，甚至喜笑不休。而心神不宁，又可使人易悲。

4. 在液为汗

心在液为汗，是指汗液的生成和排泄与心密切相关。汗，是津液通过阳气的蒸腾气化后，从玄府（汗孔）排出之液体。汗为津液所化生，而血液与津液同为水谷精微所化生，因此有"汗血同源"之说。血又为心所主，故有"汗为心之液"之说。心、血、汗三者在生理上密切联系，在病理上亦相互影响，当心有病变时，可表现为异常出汗。

（三）心包络

心包络，简称心包，即围在心脏外面的包膜，具有保护心脏的作用。关于心包络的形态和部位，《医学正传》记载："心包络，实乃裹心之包膜也，包于心外，故曰心包络也。"在经络学说中，心主手厥阴心包络之脉，与手少阳三焦之脉相表里，故也将心包络称为脏。生理情况下，心包络的功能是保护心脏，"代心行令"；病理情况下，心包络则"代心受邪"。心包络的病变，主要表现为心主藏神的功能异常。如温热病邪内陷，出现高热、神昏、谵语等症，称为"热入心包"；由痰浊内犯引起的精神错乱、神识障碍，又称为"痰浊蒙闭心包"。

二、肺

肺，位于胸腔之内，横膈之上，左右各一，上连气道，并通过口鼻与外界直接相通。五脏之中，肺位置最高，故有"华盖"之称。肺的生理功能主要是主气，司呼吸，主宣发肃降，主通调水道，朝百脉，主治节。肺与大肠相为表里，在体合皮，其华在毛，开窍于鼻，在志为悲（忧），在液为涕，与自然界之秋气相通应。

（一）生理功能

1. 主气，司呼吸

肺主气，是指肺有主司人体一身之气的功能。它包括主呼吸之气和主一身之气两个方面。

肺主呼吸之气，又称肺司呼吸，是指肺具有主司呼吸运动的作用，是体内外气体交换的场所。通过肺的呼吸，吸入自然界的清气，呼出体内的浊气，从而实现体内外气体的交换。肺司呼吸的功能，有赖于肺的宣发肃降运动，宣降正常，则呼吸自如，从而完成体内外气体的交换，保证气的生成和全身气机的调畅。

肺主一身之气，是指肺有主持和调节全身之气的作用。这一作用主要体现在两方面：一是参与气的生成，尤其是宗气的生成；二是调畅全身气机。肺有节律地一呼一吸的宣发肃降运动，对全身气机的升降出入运动产生重要的调节作用。而气机调畅与否，又影响气正常功能的发挥，进而影响整个人体的生命活动。

2. 主宣发肃降

肺主宣发，是指肺气具有向上、向外升宣布散的作用。主要体现在三个方面：一是通过肺的宣发作用排出浊气，完成气体交换；二是将脾胃化生的水谷精微及津液布散于周身，以滋养脏腑，润泽皮毛；三是宣发卫气，调节腠理开合，以抵御外邪，温养肌肤，司汗孔开合。若肺气失宣，可出现呼气不利、胸闷、无汗、咳喘、鼻塞、喷嚏等症。

肺主肃降，是指肺气有向下通降和保持呼吸道洁净的作用。主要体现在三个方面：一是使肺能充分吸入自然界的清气；二是将肺吸入的清气和脾胃化生的水谷精微及津液向下布散以滋养脏腑，并有利于大肠传导糟粕；三是肃清呼吸道，保持呼吸通畅。若肺气失于肃降，则可出现呼吸短促、咳喘气逆、便秘等症。

肺的宣发和肃降是相辅相成的。宣降功能正常，则气道通畅，呼吸调匀，各脏腑组织得以濡养；若两者功能失调，则发生"肺气失宣"或"肺失肃降"的病变，而出现喘咳等肺气上逆症状。

3. 主通调水道

肺主通调水道，是指肺的宣发和肃降运动对体内水液的输布、运行和排泄起着推动和调节的作用。若肺气的宣降功能正常，则肺主通调水道的功能也正常，水液代谢亦正常；反之，若肺气失于宣降，则可影响肺通调水道的功能，导致水液代谢失常，从而引起水液停聚而生痰成饮，甚则水湿泛溢肌肤而成水肿等病变。

4. 朝百脉，主治节

肺朝百脉，是指全身的血液均通过百脉汇聚于肺，经肺的呼吸进行清浊交换，然后再将富含清气的血液输送至全身。肺司呼吸，主一身之气，调节全身气机，气行则血行，故肺有助心行血的作用。若肺气充足，宣降正常，呼吸调匀，气机调畅，则血行正常。反之，肺气虚衰，肺失宣降，致使呼吸不利，气机不畅，则可出现血行障碍而见胸闷、心悸等症。

肺主治节，是指肺有治理和调节全身气、血、水的作用。主要体现在三个方面：一是肺气宣降作用协调，全身气机通畅，呼吸调匀，则体内外气体正常交换；二是通过肺朝百脉和气的升降出入运动，助心行血；三是推动和调节水液的输布、运行和代谢，从而发挥通调水道的功能。

（二）系统联系

1. 在体合皮，其华在毛

皮毛，包括皮肤、汗腺、毫毛等组织。它覆于体表，具有护卫机体、防御外邪、参与代谢、调节体温等功能。皮毛依赖于肺所宣发的水谷精微、津液和卫气的滋润温养。肺的生理功能正常，则皮毛致密，抵御外邪的能力亦较强；若肺气虚弱，宣发卫气和输精于皮毛的生理功能减弱，则卫表不固，抵御外邪能力低下，出现多汗、易感、皮毛枯槁等现象。

2. 开窍于鼻

鼻与咽喉相通而联于肺，是呼吸之门户，故有"鼻为肺之窍"之说。鼻具有司嗅觉、助发音和通气的功能,其功能的正常发挥依赖于肺气的作用。若肺气充足通利,则鼻的嗅觉灵敏,声音能彰,呼吸通畅。反之,当肺有病变时,可见鼻塞、流涕、鼻干、不闻香臭等症状。

3. 在志为悲(忧)

肺在志为悲(忧),是指肺的生理功能与悲忧这类情志活动有关。悲自外来,忧自内发,虽略有不同,但对人体生理活动的影响大致相同,因而悲忧同属肺志。悲忧情志皆由肺精、肺气所化生,是肺精、肺气生理功能的表现形式,两者均非良性的情绪反应,过度则易耗伤肺精、肺气而引起肺的宣肃功能失常,出现呼吸气短、胸闷、神疲乏力等症状。

4. 在液为涕

涕,是鼻黏膜分泌的液体,有润泽鼻窍的功能。涕为肺之液,是指肺为肺窍,鼻之涕液乃肺气宣发津液上承于鼻窍而成。正常情况下,涕液可润泽鼻窍而不外流。而在病理情况下,如风寒犯肺,则鼻流清涕;风热犯肺,则鼻流黄稠涕;燥邪伤肺,则鼻干而无涕。

三、脾

脾,位于上腹部,横膈之下,左季肋的深部,胃的左方。脾的生理功能主要是主运化、主升清和主统血。脾与胃互为表里,在体合肉,其华在唇,开窍于口,在志为思,在液为涎,与自然界之长夏相通应。

（一）生理功能

1. 主运化

脾主运化，是指脾具有把水谷转化为精微，并将精微物质吸收并转输至全身的生理功能。它主要包括运化水谷和运化水液两个方面。

脾主运化水谷，是指脾对食物的消化、吸收和输布作用。食物的消化吸收，依赖于脾的运化，方能转化为水谷精微。水谷精微输布至全身，也有赖于脾的转输和散精功能。脾运化水谷功能正常，方能提供足够多的精微物质以滋养全身。

脾主运化水液，是指脾具有吸收、转输和布散水液的功能。脾既能帮助胃肠吸收水液，又可将水液转输布散至全身以发挥滋养作用；同时又可将各组织器官利用后的多余水液及时转输至肺和肾，化为汗和尿排出体外，以防止水湿浊液停聚体内。

2. 主升清

脾主升清，是指脾具有将水谷精微等营养物质向上输至心、肺、头目，以发挥濡养作用，并能升提内脏以防止其下垂。脾不能升清，表现在营养物质的吸收和输布发生障碍，则会出现神疲乏力、头晕、泄泻等症状；表现在维持内脏位置功能障碍，则会出现内脏下垂，如胃下垂、子宫脱垂等。

3. 主统血

脾主统血，是指脾具有统摄、控制血液在脉中正常运行，防止血液溢出脉外的功能。脾统血，是通过气对血的固摄作用而实现的。脾气健运，气生化有源，气旺则统摄、控制血液运行于脉中，不溢出脉外；若脾失健运，则气生化乏源而无以固摄血液，导致血溢出脉外而出血。

（二）系统联系

1. 在体合肉，其华在唇

脾在体合肉，是指脾为气血生化之源，全身肌肉均需脾所运化的水谷精微来濡养，这样肌肉才能丰满健壮而活动有力。因此，人体肌肉的健壮与否，与脾的运化功能密切相关。若脾的运化功能障碍，则肌肉瘦削，软弱无力，甚至萎废不用。

脾其华在唇，是指口唇的色泽可以反映脾气的盛衰。若脾气健运，气血充足，营养良好，则口唇红润光泽；若脾失健运，气血衰少，营养不良，则口唇淡白无华或萎黄不泽。

2. 开窍于口

脾开窍于口，是指饮食口味与脾运化功能有密切关系。若脾气健旺，则食欲、口味正常；若脾失健运，则食欲不振，口淡乏味；若脾有湿热，可觉口甘、口腻。

3. 在志为思

脾在志为思，是指思的情志与脾的生理功能密切相关。思，是人体情志、意识、心理和思维活动的一种状态。一般来说，思虑对机体的正常生理活动无不良影响，

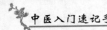

但若思虑过度或所思不遂，则会影响气的升降出入运动，导致气机郁结，使脾的运化升清功能失常而出现不思饮食、脘腹胀闷、眩晕健忘等症。

4. 在液为涎

涎为口津，唾液中较清稀的部分，由脾精、脾气化生并转输布散，故称脾在液为涎。涎液具有保护口腔黏膜、润泽口腔的作用，在进食时分泌增多，有助于食物的吞咽和消化。在正常情况下，脾精、脾气充足，涎液化生正常，上行于口，但不溢出于口外。若脾胃不和或脾虚不摄，则往往导致涎液分泌剧增而发生口涎自出等现象。

四、肝

肝，位于腹部，横膈之下，右胁之内，呈分叶状。肝的生理功能主要是主疏泄和主藏血。肝与胆相为表里，在体合筋，其华在爪，开窍于目，在志为怒，在液为泪，与自然界之春气相通应。

（一）生理功能

1. 主疏泄

肝主疏泄，是指肝气具有疏通、升发、透泄的作用，能调畅全身气机，进而对津血、情志、消化、生殖等方面产生重要的调节作用。具体体现在以下五个方面：

（1）调畅气机：机体脏腑组织器官的活动，均有赖于气机调畅。肝性主升主动，有助于调畅全身气机，从而使气血调和，经脉通利，脏腑器官的功能活动健旺和谐。肝的疏泄失常，表现为两个方面：一是疏泄不及，致使气行不畅，气机郁结，出现胸胁或两乳等部位胀痛不适；二是疏泄太过，即肝的升发太过，致使肝气上逆，出现头目胀痛、面红目赤等症状。

（2）促进津血运行：气行则血行，气行则水行，肝在调畅气机的同时，也促进了津液的输布和血液的循行。病理上，肝疏泄太过，导致血随气逆而见各种出血症。而疏泄不及，气机郁滞，一方面可导致津行障碍、水液异化成痰湿等内生之邪；另一方面则可影响血液循环而致血瘀，产生瘕积、肿块等。

（3）促进消化：肝的疏泄对于人体的消化功能具有重要的促进作用，这主要通过两个方面来实现：一是肝的疏泄可促进胆汁的分泌和排泄，而胆汁可协助脾胃对食物进行消化吸收；二是肝的疏泄可调畅气机，促使气的升降调和，这对脾胃收纳运化至关重要。临床上，愿随意顺之人，肝的疏泄功能多正常，则脾胃的运化功能也健旺；反之，若肝的疏泄失常，则会影响脾胃的纳运功能。

（4）疏调情志：情志是精神活动的一部分，由心主宰，与肝也有密切联系。因为正常的情志活动主要依赖于气血的正常运行，而肝主疏泄，可调畅气机，促进气血的运行，因此具有调畅情志的作用。肝的疏泄功能正常，则气机调畅，气血调和，心情开朗；肝的疏泄功能减退，则肝气郁结，心情易于抑郁；肝的升泄太过，则心情易于急躁、发怒。

（5）调节生理功能：男女的生殖功能，尤其是男子排精、女子排卵和月经来潮等，与肝的疏泄功能密切相关。男子精液贮藏与排泄，女子月经及排卵是肝气疏泄和肾气闭藏功能相互协调的结果。

综上所述，肝主疏泄的功能涉及人体众多方面的生理功能，其中以调畅气机最为重要，而其他功能都是在此基础上实现的。

2. 主藏血

肝主藏血，是指肝有贮藏血液、调节血量及防止出血的功能。肝脏作为贮藏器官，可根据生理需要调节人体各部分的血量。当人体处于安静状态时，机体血液需要量减少，部分血液回流到肝脏并贮藏起来；当人体处于活动状态时，机体血液需要量增加，肝脏通过肝气的疏泄作用将所储存的血液向外输布，供给各脏腑组织器官的需要。可见，肝脏具有贮藏血液和调节血量的作用。肝藏血的另一个含义是收摄血液，即肝有使血液收摄于脉管中而不溢出脉外的作用，即具有防止出血的功能。若肝藏血功能失常，不仅会引起血虚或出血，而且会引起机体诸多部位的血液濡养不足的病变。如肝血不足，不能濡养于目，则两目干涩昏花或为夜盲。

（二）系统联系

1. 在体合筋，其华在爪

肝藏血，肝血充足才能濡养筋脉，故筋与五脏中肝的关系最为密切。筋，即筋膜，有连接和约束骨骼及肌肉、主司运动等功能。肝主身之筋膜，主要是指全身筋膜有赖于肝血的滋养。若肝血充盛，筋膜得养，则筋力强健，运动灵活而耐受疲劳。若肝血不足，筋膜失养，则表现为四肢无力、动作迟缓、手足震颤等症。

爪，即爪甲，包括指甲和趾甲，乃筋之延续，故爪为筋之余。爪甲与肝血关系密切。肝血充盛，则爪甲红润、坚韧明亮；肝血不足，则爪甲软薄、色泽枯槁，甚则变形脆裂。

2. 开窍于目

目为视觉器官，肝藏血，上养于目，目得肝血而能视物。由于肝与目的关系密切，所以肝的功能正常与否，常反映于目系及其视物功能，故肝开窍于目。若肝血充足，肝气调和，目的视物辨色功能正常；若肝血不足，不能濡养于目，则两眼干涩；肝火上炎，则目赤肿痛；肝阳上亢，则头晕目眩；肝风内动．则两眼斜视等。

3. 在志为怒

肝在志为怒，是指怒的情志与肝的生理功能密切相关。怒是人们在情绪激动时的一种情志变化，属于不良刺激。怒对机体主要影响为"怒则气上"，可使气血上逆，

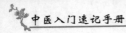

阳气升泄。若突然大怒或经常发怒，则造成肝之阳气升发太过而伤肝。反之，肝的阴血不足，阴不制阳，肝阳亢逆，则稍有刺激即易发怒。

4. 在液为泪

肝开窍于目，泪从目出，故称泪为肝之液，有濡养滋润和保护双目的作用。正常情况下，泪液的分泌是濡润而不外溢，但在异物侵入目中时，泪液可大量分泌而起到清洁眼睛和排除异物的作用。病理情况下，可见泪液分泌异常。如肝精血不足时，可见泪液分泌减少，两眼干涩；肝经风热而患风火赤眼时，可见目眵增多、迎风流泪等症。

五、肾

肾，位于腰部，脊柱两侧，左右各一。肾的生理功能主要是主藏精，主水和主纳气。肾与膀胱相为表里，在体合骨，生髓，其华在发，开窍于耳和二阴，在志为恐，在液为唾，与自然界之冬气相通应。

（一）生理功能

1. 主藏精

肾藏精，是指肾有贮存和封藏精气的作用。精气是构成人体的基本物质，也是人体生长发育及各种功能活动的物质基础。肾中所藏之精，来源有两个方面：一是禀受于父母的生殖之精，即"先天之精"；二是来源于人出生之后，机体从食物中摄取的水谷之精和脏腑生理活动中化生的精微物质经自身代谢平衡后的剩余部分，故称"后天之精"。因此，肾精的构成，是以先天之精为基础，加之后天之精的充养化生而成，两者相互依存，相互为用。先天之精是后天之精生成的物质基础，后天之精源源不断地产生及充养先天之精。先天之精必须依赖脾胃所化生的后天之精的不断补充和滋养，才能日渐充盛，发挥其生理效应；后天之精也只有得到先天之精的活力资助，才能源源不断地化生。

肾中精气的生理作用：一是促进机体的生长、发育与生殖；二是调节机体的代谢和生理功能活动。

（1）促进机体的生长、发育与生殖：机体生、长、壮、老、已的生命过程，以及生命过程中的生殖能力，都取决于肾中精气的盛衰。机体的齿、骨、发的生长状态是观察肾中精气的外候，是判断机体生长发育状况和衰老程度的客观标准。若肾中精气充足，则能促进机体的生长、发育和生殖。若肾中精气不足，小儿会出现生长发育迟缓；年轻人则见生殖器官发育不良，性成熟迟缓；中年人可见性功能减退，或出现早衰；老年人则见衰老加快。

（2）调节机体的代谢和生理功能活动：这一功能是通过肾阳和肾阴来实现的。肾阳主要有促进机体的温煦、运动、兴奋和化气的功能。肾阳到达全身各脏腑，则变成各脏腑之阳。肾阳旺，则全身之阳皆旺；肾阳衰，则全身之阳皆衰；肾阳亡，则全身之阳皆灭，人的生命便会终结。
这表明肾阳对人的生命至关重要，是人体生命活动的动力
之本。肾阴主要有促进机体的滋养、濡润、成形和制约阳
热等功能。肾阴到达全身各脏腑，则变成各脏腑之阴。肾
阴充足，则全身之阴皆充盈；肾阴衰，则全身之阴皆衰；
肾阴亡，则全身之阴皆亡，人的生命亦停止。可见肾阴对
人的生命亦至关重要。如此可见，肾阴和肾阳相辅相成，
相互制约，又相互促进，相互依存，相互为用，维持着机
体各脏腑阴阳的相对平衡。

2. 主水

肾主水，是指肾有主司和调节人体水液代谢的功
能。肾主水，主要靠肾的气化作用来实现。摄入体内的
水液，经脾转输至肺，经肺之宣降输布全身，下达肾
后，肾中阳气对其进行蒸腾气化，清者上输于脾肺，重
新参与水液代谢，浊者化为尿液，下输膀胱排出体外。
水液代谢中的每个环节，均有赖于肾的气化，故曰肾主
水。

3. 主纳气

肾主纳气，是指肾有摄纳肺吸入之清气，防止呼吸表
浅，保证体内外气体正常交换的功能。人的呼吸，虽为肺
所主，但必须依赖于肾的纳气功能，才能保持呼吸均匀。
若肾的纳气功能减退，摄纳无权，呼吸表浅，可出现动则
气喘、呼多吸少等肾不纳气的表现。

（二）系统联系

1. 在体合骨，生髓，其华在发

肾在体合骨，又称肾主骨，是指肾精有滋生骨髓、脑髓、脊髓和促进骨骼生长发育的作用。肾藏精，精生髓，髓居骨腔以滋养骨骼。肾精充足，髓生化有源，则骨髓、脑髓、脊髓充足；若肾中精气不足，髓生化无源，不能滋养骨骼，则骨骼脆弱无力，甚或发育不全。

齿为骨之余，齿与骨同出一源，亦由肾中精气所充养。肾中精气充沛，则牙齿坚固，不易脱落。肾中精气不足，则牙齿松动，甚至脱落。

肾其华在发，是指肾藏精，精化血，血养发。肾精足则血旺，血旺则毛发黑而润泽；肾精虚衰，则毛发枯槁或脱落。故发的生长与脱落、润泽与枯槁均可反映肾中精气的盛衰。

2. 开窍于耳和二阴

肾开窍于耳，是指耳的听觉功能依赖于肾中精气的充养。肾中精气充盛，髓海得养，则听觉灵敏；肾中精气不足，髓海空虚，耳失所养，则出现耳鸣、听力减退，甚至耳聋等症。人到老年，由于肾中精气虚衰，故听力多减退。

二阴，指前阴（外生殖器）和后阴（肛门）。二阴主管二便。肾主司二便，指尿液的贮存和排泄虽在膀胱，但需依赖肾气的气化和固摄才能完成；粪便的排泄虽在大肠，但亦需肾气的推动和固摄才能完成。故前阴的排尿、生殖功能和后阴的排泄功能由肾所主，与肾精、肾气关系密切。

3. 在志为恐

恐，是恐惧、害怕的情志活动，与肾关系密切。由于肾藏精而位居下焦，肾精化生的肾气必须通过中上二焦才能布散全身。恐使精气却而不上行，反令气下走，肾气不能正常布散，故云"恐则气下"。恐是人体对外界刺激的生理和心理反应，过度则会导致脏腑气机逆乱。

4. 在液为唾

唾为唾液中较稠厚的部分，有润泽口腔、搅拌食物、滋养肾中精气的作用。唾为肾精所化，经肾气的推动作用，沿足少阴肾经循行部位，直达于舌下金津、玉液二穴分泌而出，咽之可滋养肾精。而多唾久唾，则易耗伤肾精。

（三）命门

命门一词，首见《黄帝内经》。历代医家对命门的认识，各自立论不同，诸如有"右肾为命门说""两肾俱为命门说""两肾之间为命门说""命门为肾间动气说"等观点。总体而论，关于命门的认识，从部位而言，有右肾与左肾之辨；从形态而言，有无形与有形之分；从功能而言，又有主火与非火之争。然而，历代医家对命门的主要生理功能及命门与肾息息相通方面的认识，是趋于一致的。一般认为，肾阳为命门之火，肾阴为命门之水。肾阴，亦即是真阴、元阴；肾阳，亦即是真阳、元阳。古代医家所以称之为命门，无非是强调肾中阴阳的重要性而已。

第2节 六 腑

六腑，即胆、胃、小肠、大肠、膀胱、三焦的总称。六腑多为中空有腔的脏器，具有受盛和传化水谷的生理功能及通降下行、泻而不藏、实而不满的生理特性。

一、胆

胆，与肝相连，既为六腑之一，又隶属于奇恒之腑。胆经与肝经相表里。胆的生理功能是贮存、排泄胆汁和主决断。

1. 贮存、排泄胆汁

胆汁由肝之余气所化生后贮存于胆，在肝的疏泄作用下，适时有规律施泄于小肠，以促进食物的消化吸收。若肝主疏泄功能正常，则胆汁分泌排泄畅达，脾胃运化功能正常；反之，若肝失疏泄，则胆汁分泌排泄不利，脾胃运化功能失常。

2. 主决断

胆主决断，是指胆在精神意识思维活动中具有对事物做出判断、决定的作用。胆主决断功能正常，对某些不良精神刺激有良好的减弱和防御作用。胆气豪壮之人，剧烈精神刺激对其影响较小；胆气虚弱之人，受到不良精神刺激，则可见胆怯怕事、失眠多梦等。

二、胃

胃，位于上腹部，上连食管，下接小肠。胃经与脾经相表里。胃的生理功能是主受纳、腐熟水谷和主通降。

1. 主受纳、腐熟水谷

胃主受纳、腐熟水谷，是指胃有接受、容纳食物并对其进行初步消化的功能。食物入胃，需在胃中停留一定时间才能消化成食糜。胃的初步消化功能，依赖于脾的运化功能的协助。若胃的这一功能失常，则可出现纳呆厌食、嗳腐食积，或多食善饥等症。

2. 主通降

胃主通降，是指胃气以通畅下降为顺。胃通降作用正常，则胃能受纳食物，经腐熟的食糜能下传小肠进一步消化吸收，食物残渣能下移大肠化为糟粕排出体外。若胃失通降，不仅影响食欲，而且导致浊气内聚而出现口臭、便秘；若胃气上逆，可见恶心、呕吐等症。

三、小　肠

小肠，位于腹腔，上与胃相接，下与大肠相连。小肠经与心经相表里。小肠的生理功能是主受盛化物和主分清别浊。

1. 主受盛化物

小肠主受盛化物，是指小肠接受经胃初步消化的食糜，并将其进一步消化的作用。若小肠受盛化物功能正常，则饮食好，消化吸收功能正常。若小肠的受盛化物功能失调，则消化吸收障碍而出现腹胀、腹痛、便溏等症。

2. 主分清别浊

小肠主分清别浊，是指小肠将消化后形成的水谷精微和食物残渣分开，并将水谷精微吸收，食物残渣下传大肠的功能。因小肠在分清别浊的过程中参与了人体的水液代谢，故称"小肠主液"。若小肠分清别浊功能正常，则水液与糟粕各走其道而二便正常；若小肠分清别浊功能异常，清浊不分，常表现为小便短少、便溏等。

四、大　肠

大肠，位于腹腔，上与小肠相连，下与肛门相接。大肠经与肺经相表里。大肠的生理功能是传导糟粕。

大肠传导糟粕，是指大肠接受经小肠下移的饮食残渣，吸收其中多余的水分，形成粪便，经肛门排出体外的功能。这一功能与胃的通降、脾之运化、肺之肃降及肾之封藏有关。大肠吸收水液，参与水液代谢，故称"大肠主津"。大肠传导糟粕功能失常，可表现为大便质和量以及排便次数的改变。

五、膀　胱

膀胱，位于小腹中央，与肾直接相通。膀胱经与肾经相表里。膀胱的生理功能是贮尿和排尿。

津液经肾的气化生成尿液，下注膀胱，贮存至一定量

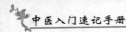

后经膀胱排出体外。膀胱的贮尿和排尿功能，有赖于肾的固摄和气化功能。若肾气不固，膀胱失约，可见遗尿、尿有余沥等；若肾与膀胱气化失司，则膀胱不利，可见尿痛、淋涩、癃闭等。

六、三　焦

三焦，上、中、下焦之总称，为六腑之一，在五脏六腑中最大，故又称"孤腑"。三焦的生理功能主要包括通行诸气、化生气血和运行水液。

1. 通行诸气

三焦是气体运行的通道。肾所化生的先天之气，通过三焦自下而上运行胸中，布散全身；胸中气海的宗气，通过三焦自上而下到达脐下，以资助先天之气，共同形成一身之气。

2. 化生气血

三焦气机通畅，有利于食物的消化吸收和水谷精微津液的输布，而水谷精微物质是化生气血的物质基础。

3. 运行水液

三焦是全身水液运行的通道。体内的水液代谢是由肺、脾和肾的协同作用而完成的，但必须以三焦为通道，水液在体内的吸收、输布和排泄才能正常进行。因此，三焦水道通利与否，直接影响到水液代谢的整个过程。

第3节 奇恒之腑

奇恒之腑，包括脑、髓、骨、脉、胆、女子胞。它们在形态上多属中空而与腑相似，功能上贮藏精气与脏相似。奇恒之腑中除胆外，其余皆无表里配合关系，有似腑非腑、似脏非脏的特点。脉、骨、髓、胆已在前面相关内容中论述，本节仅讨论脑和女子胞。

一、脑

脑，居于颅内，是精髓和神明汇集之处，又称为髓海、元神之府。其生理功能是主宰生命及精神活动和主感觉运动。

1. 主宰生命及精神活动

脑是生命的枢机，是产生思维意识和情志活动的器官，主宰着人的生命活动。脑主宰生命及精神活动的功能正常，则精神饱满、意识清楚、思维敏捷、语言清晰、情志正常；反之，则记忆力减退、智力发育迟缓、精神萎靡、反应迟钝等。

2. 主感觉运动

人的视、听、嗅、言、触等感觉及运动系统生理功能，皆与脑有密切关系。脑主感觉运动功能正常，则视物清晰、听力聪颖、嗅觉灵敏、言语如常、运动正常；反之，可出现视物不清、听觉失聪、嗅觉不灵、感觉迟钝、言语謇涩、运动迟缓等症。

二、女　子　胞

女子胞，又称胞宫、子宫，位于小腹，是女性的内生殖器官。其生理功能是主持月经和主孕育胎儿。

1. 主持月经

女子胞是女性生殖机能发育成熟后主持月经的主要器官。月经来潮是一个复杂的生理活动过程，与肾中精气、冲任二脉以及心、肝、脾三脏密切相关。

2. 主孕育胎儿

月经正常来潮后，女子胞就具有生殖和养育胎儿的功能。女子受孕后，胎儿在母体子宫内发育，女子胞聚集气血以养胎，成为保护和孕育胎儿的主要器官，直至十月期满分娩。

第4节　脏腑之间的关系

人体是一个有机整体。人体各脏腑器官通过经络相互沟通，在生理上相互联系，在发生病变时也相互影响。因此，从脏腑之间相互关系角度研究人体的生命活动，这对于认识人体脏腑的生理功能、病理变化和指导临床辨证施治均有重要意义。

一、五脏之间的关系

（一）心与肺

心与肺的关系，主要体现在心主血和肺主气，以及血液循环与呼吸运动之间的协调和促进关系。心主血，推动和调控血液的运行，从而维持肺的呼吸；肺主气，司呼吸，朝百脉，辅助并促进心血的运行。此外，宗气积于胸中，有贯心脉和司呼吸的功能，能加强心与肺之间的联结作用。

（二）心与脾

心与脾的关系，主要体现在血液的生成和运行之间的协调和促进关系。一方面，心血由脾气转输的水谷精微所化生，而脾的转输功能又依赖心血的滋养。若脾气健运，化源充足，则心血充盈；若心血充足，则脾得濡养，脾气健运。另一方面，血液在脉中运行，既有赖于心气的推动而不至于迟缓，又有赖于脾气的统摄作用而不溢于脉外。心脾协调，则血液生成和运行正常。

（三）心与肝

心与肝的关系，主要体现在血液和精神情志之间的协调和促进关系。一方面，心主血，肝藏血，心肝两脏在血液循环调节方面密切联系，相互协调促进。心主血功能健旺，则血运正常，肝才有血可藏；肝贮血充盈，并随人的动静需求调节血量，心才有血可行。另一方面，心主神明，肝主疏泄而调畅情志，心肝两脏在精神情志方面也相互协调促进，以维持精神情志活动的正常。

（四）心与肾

心与肾的关系，主要体现在"心肾相交"的关系上。心属火，居上焦，肾属水，居下焦。心火下降于肾，温煦肾脏，使肾水不寒；肾水上济于心，制约心火，使心火不亢。心肾相交，两者功能才能协调平衡。

（五）肺与脾

肺与脾的关系，主要体现在宗气的生成和水液的代谢的协同关系上。宗气的生成，有赖于肺的呼吸以吸纳清气和脾的运化以提供水谷精气。水液的代谢，由脾的运化输布和肺的宣降通调共同参与，故肺脾两脏功能协调促进，是维持水液代谢正常的重要环节。

（六）肺与肝

肺与肝的关系，主要体现在气机的调节上。肺气以肃降为顺，肝气以升发为调，故肺与肝一降一升，对全身气机的调畅起着重要作用。

（七）肺与肾

肺与肾的关系，主要体现在呼吸和水液代谢的协调促进关系上。在呼吸上，肺司呼吸，肾主纳气，在呼与吸的过程中，两脏协调配合，以维持呼吸的深度，共同完成呼吸作用。在水液代谢上，肺主通调水道，为水之上源，肾为主水之脏。肺通调水道的功能，有赖于肾阳的蒸腾气化；肾主水的功能，亦有赖于肺气的宣降。因此，只有两脏协调配合，才能保证呼吸和水液代谢的正常进行。

（八）肝与脾

肝与脾的关系，主要体现在对血液的调控和对食物的消化吸收的协同关系上。一方面，肝主藏血，贮藏血液并调节血量；脾主统血，固摄血液在脉管中运行而不溢出脉外。只有肝脾协同配合，才能保证血液正常运行。另一方面，肝主疏泄，调畅气机，分泌胆汁，有助于脾的运化；而脾运化功能正常，也有利于肝之疏泄。

（九）肝与肾

肝与肾的关系，主要体现在肝血与肾精、疏泄与封藏以及肝肾阴阳之间的依存协同作用等方面。一是肾藏精，肝藏血。精血之间存在相互资生和转化的关系，即肾精有赖于肝血的滋养，肝血有赖于肾精的化生，故有"精血同源"之说，又称"肝肾同源"或"乙癸同源"。二是肝主疏泄，使肾之封藏有度；肾主封藏，则可制约肝之疏泄太过。两者相互制约、相互为用，称为"藏泻互用"。三是肝肾阴阳相互资生，相互制约，从而维持肝肾阴阳的平衡。

（十）脾与肾

脾与肾的关系，主要体现在三方面。一是先后天之间的相互资生，相互促进。肾藏精，为先天之本，主生长发育与生殖；脾运化水谷精微，为后天之本，化生气血津液以充养人体。两者相互资生，相互促进，为人体生命活动的根本。二是脾的运化与肾精、肾阳之间的相互依存关系。脾主运化，吸收水谷精微以充养肾精；而脾的运化，又须得到肾阳的温煦才能健运。三是体现在水液代谢方面。脾运化水液，关系到人体水液的生成和输布，需依赖于肾阳的温煦作用；肾主水，主持全身水液代谢平衡，又需依赖脾气的制约。脾肾相互协调，相互作用，以保证水液代谢正常进行。

二、六腑之间的关系

六腑的生理功能特点是受盛和传化水谷，主要体现在对食物的消化、吸收和排泄三个方面。六腑之间的相互关系，也体现在对食物的消化、吸收和排泄过程中的相互联系和密切配合。

消化方面，由胃的腐熟、胆汁的参与、小肠的化物功能等共同完成。吸收方面，由小肠的分清别浊以吸收精微和大肠的传导以吸收水分来完成。排泄方面，由大肠的传导以排出大便和膀胱的气化以排出小便来完成。消化、吸收和排泄虽是三个不同的阶段，但又相互依赖，相互为用。另外，三焦是水谷和水液运行的通道，因此也参与消化、吸收和排泄的整个过程。总之，六腑以通为用，相互协同，相互为用，共同完成消化、吸收和排泄功能。

三、五脏与六腑之间的关系

脏与腑，实际上是脏腑阴阳表里关系。脏属阴，腑属阳；脏为里，腑为表。一脏一腑，一阴一阳，一里一表，相互配合，并有经脉相互络属，从而构成了脏腑之间的密切联系。

（一）心与小肠

心与小肠通过经脉相互络属而构成表里关系。生理上，心属火、主血脉，心火温煦，心血滋养，则小肠功能正常；小肠化物，分清别浊，吸收精微，则能化生心血。因小肠吸收水谷精微的功能可概括在脾主运化的功能中，因此心与小肠的关系也是心与脾的关系。

（二）肺与大肠

肺与大肠通过经脉相互络属而构成表里关系。生理上，肺气肃降与大肠传导功能相互依存。肺气肃降下行，布散津液，能促进大肠的传导；大肠传导糟粕下行，亦有利于肺气肃降，从而影响呼吸运动。

（三）脾与胃

脾与胃通过经脉相互络属而构成表里关系，两者关系可从以下三方面阐明。

1. 运纳协调

脾主运化，胃主受纳。胃的受纳是为脾的运化做准备，而脾的运化是胃继续收纳的前提。如无胃的受纳，则脾无以运化；如无脾的运化，则胃不能受纳。因此，胃和则脾健，脾健则胃和，两者相互协调，才能完成纳食、消化、吸收和转输等一系列生理过程。

2. 升降相宜

脾气主升，胃气主降。脾气上升，运化正常，水谷精微得以输布，则胃可维持受纳腐熟和通降的功能；胃气下降，水谷得以下行，则脾可正常运化和升清。因此，脾胃之气，一升一降，升降相宜，才能保持运纳功

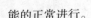

能的正常进行。

3. 燥湿相济

脾为脏属阴，喜燥恶湿；胃为腑属阳，喜润恶燥。脾胃喜恶不同，燥湿之性相反，两者间又相互制约，相互为用。胃易燥，得脾阴制之方能不燥；脾易湿，得胃阳制之方能不湿。因此，脾胃两脏，燥湿相济，是保证脾胃运纳、升降协调的必要条件。

（四）肝与胆

肝与胆通过经脉相互络属而构成表里关系。生理上，肝主疏泄，分泌胆汁，调畅脏腑气机，促进胆囊排泄胆汁；胆汁排泄通畅，又有利于肝的疏泄。因此，肝胆相互依存，相互协调，则胆汁的分泌、贮存及排泄正常，食物才能正常消化吸收。

（五）肾与膀胱

肾与膀胱通过经脉相互络属而构成表里关系，两者关系主要体现在尿液的生成、贮存和排泄上。水液经肾的气化作用，浊者下输膀胱而成尿，由膀胱贮存并适时排出体外；膀胱贮尿和排尿功能，又依赖于肾的固摄和气化作用，使其开合有度。因此，肾与膀胱相互依存，相互协调，共同完成尿液的生成、贮存和排泄。

第4章　气、血、津液与精神

气、血、津液，是构成人体和维系生命活动的基本物质。气、血、津液学说，是研究人体基本物质的生成、输布及其生理功能和相互关系的学说，是中医基础理论的重要组成部分。

精，是构成人体和维系生命活动最本原的物质。神，是中医基础理论的核心概念之一。精、气、神学说是探讨精、气、神三者关系的学说。

第1节　气

一、气 的 概 念

气是构成人体和维系生命活动最基本的、具有强活力的精微物质。古代贤哲认为，天地间的万物，都是由气的运动变化产生的，人亦如此。人的躯体，是以气为最基本物质抟聚而成的；脏腑经络等组织器官的生理功能以及血、津液的运行输布，也是在气的激发和推动下进行的。正因如此，人的生命活动才展现出勃勃生机。

二、气 的 生 成

人体之气，由先天之精气、后天水谷之精气以及自然界之清气，通过肾、脾胃和肺等脏器的生理功能综合作用而成。气的生成既与先天禀赋、后天营养和人们的生活环境有关，又与肾、脾胃和肺等脏腑的生理功能密切相关，尤以脾胃的纳运功能最为重要。

三、气 的 运 动

气是活力很强的、不断运动的精微物质。气的运动，称为气机，有升、降、出、入四种基本形式。升，是指气由下而上的运动；降，是指气由上而下的运动；出，是指气由内向外的运动；入，是指气由外向内的运动。气的四种基本运动形式，既相反相成，又相互为用。

气的升、降、出、入运动，是通过脏腑经络等组织器官的生理功能以及血、津液的运行输布而体现的。例如，肺主气、司呼吸的过程，既有气的出入，又有气的升降。又如，脾胃的纳运过程，脾主升，胃主降，也体现着气的升降。人体脏腑经络等组织器官，都是气升、降、出、入的场所。

气的升、降、出、入运动之间协调平衡，称为气机调畅；反之，升、降、出、入运动之间失衡，即为气机失调。气机失调的表现形式常有：气滞，指气的运行不畅，或在局部发生阻滞不通的病理状态；气逆，指气的上升太过，或下降不及，或横行逆乱的病理状态；气陷，指气的上升不及，或下降太过的病理状态；气脱，指气不能内守而大量外溢的病理状态；气闭，指气不能外达而郁结闭塞于内的病理状态。

四、气 的 功 能

气的功能，主要体现在以下几个方面（如图4-1-1）。

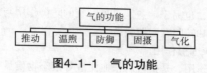

图4-1-1 气的功能

（一）推动作用

推动作用，是指气具有激发和推动的作用。气是活力很强的精微物质，能激发和推动人的生殖、生长、发育以及各脏腑组织器官的生理功能，促进精血津液等精微物质的生成、运行和输布等。若气的推动作用减弱，则人的生殖、生长和发育过程受到影响，脏腑经络等组织器官的生理功能减退，血液和津液的生成不足、运行迟缓、输布和排泄障碍等。

（二）温煦作用

温煦作用，是指气对机体有温暖、熏蒸的作用。这一作用能维持人体正常的体温，促进各脏腑组织器官的正常活动，促进精血津液等精微物质的正常运行、疏布和代谢。若气的温煦作用减弱，则机体产热减少，出现畏寒喜暖、脏腑功能减弱、精血津液运行减慢等。

（三）防御作用

防御作用，是指气有护卫肌表、防御外邪入侵，或外邪入侵之后与之抗争、驱邪外出的作用。气的防御作用正常，则邪气不易侵入，或虽有邪气侵入，但不易发病，或即使发病，也易于治愈。可见，气的防御作用与疾病的发生、发展和转归有密切关系。

（四）固摄作用

固摄作用，是指气对精血津液等液态物质具有统摄、防止其无故流失以及维持脏器位置的作用。具体而言，气固摄血液，防止其溢出脉外；固摄汗液、尿液、唾液、胃液、肠液和精液等，使其分泌和排泄正常，防止异常丢失；固定胃、肾、子宫等脏器的位置，防止其下垂。若气的固摄作用减弱，可出现出血、自汗、多尿、泄泻、遗精、胃下垂等表现。

（五）气化作用

气化作用，是指通过气的运动而产生的各种变化。气化的形式多种多样，基本形式是精气血津液的生成及其相互转化。如食物转化成水谷精微后再化生气血津液、津液经代谢转化为汗液和尿液、食物经消化吸收后的残渣转化成糟粕等，这些都是气化作用的具体表现。若气化作用失常，则影响整个物质代谢的过程，从而形成各种复杂的病变。

五、气 的 分 类

人体一身之气存在于全身各个部位，促进各脏腑形体官窍发挥正常的生理功能。由于功能特点及运动形式的不同，气可以分为元气、宗气、营气、卫气等（如图4-1-2）。

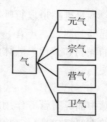

图4-1-2　气的分类

（一）元气

元气，又称原气、真气，是人体最基本、最重要的气，是生命活动的原动力。元气根于肾，由肾中精气所化生，又有赖于后天脾胃化生的水谷精气的培育和充养。元气通过三焦布散全身，内至脏腑，外达肌肤腠理，无处不在。元气能推动和调节机体的生长发育和生殖功能，温煦和激发脏腑经络等组织器官的生理功能。元气的盛衰体现在机体生、长、壮、老、已的整个生命活动过程中，若元气不足，则可出现生长发育迟缓、生殖功能低下、抵抗力下降、未老先衰等表现。

（二）宗气

宗气是积于胸中之气，由脾胃化生的水谷精气和肺吸入的清气相结合而成。因此，宗气的盛衰与脾胃、肺的功能密切相关。宗气积于胸中，上出咽喉，贯注心肺之脉，下蓄丹田，经气街穴注足阳明胃经而下行至足。宗气的主要功能有两个方面：一是走息道以行呼吸，二是贯心脉以行气血。凡呼吸的强弱、语言、声音、视听的能力，以及气血的运行、心搏的强弱和节律、肢体的活动和寒温等，均与宗气的盛衰有关。

（三）营气

营气，是行于脉中而具有营养作用的气。营气分布于血脉之中，是血液的重要组成部分，故营血并称。营气与卫气相对而言，性质属阴，故又称营阴。营气主要由脾胃运化的水谷精微中的精华部分，即最富有营养的部分所化生。营气循血脉流注全身，到达各脏腑形体官窍，濡养并维持其生理功能；营气与津液调和，共注脉中，化成血液，并维持全身的血液总量。若营气不足则血虚，机体得不到濡养而造成各种生理功能减退，出现面色苍白、形容枯槁、抵抗力弱等表现。

（四）卫气

卫气，是行于脉外的具有保护作用的气。卫气相对于营气而言，性质属阳，故称卫阳。卫气主要由脾胃运化的水谷精微中最剽悍滑利的部分所化生，具有剽疾滑利的特性，即活动力强，流动迅速。卫气运行于脉外，经肺的宣发分布于皮肤分肉之间，熏于肓膜，散于胸腹。其功能主要有三方面：一是护卫肌表，防御外邪侵袭；二是温煦脏腑、肌肉、皮毛等；三是调控腠理的开合、汗液的排泄，以维持体温的相对恒定。

营气和卫气，均以水谷精气为其主要生成来源。营在脉中，卫在脉外；营主内守而属于阴，卫主外卫而属于阳。两者之间协调平衡，才能维持腠理的正常开合、体温的相对恒定以及防御外邪的能力。若营卫不和，则出现恶寒发热、无汗或汗多、抗御外邪能力低下等表现。

第2节 血

一、血的概念

血，即血液，是循行于脉中、富含营养的红色液体，是构成人体和维持生命活动的基本物质之一。血必须在脉中运行，才能发挥它的生理效应。如因某些原因而逸出脉外，即为出血，则不仅丧失其生理功能，而且可成为致病因素。

二、血的生成

血，主要由营气和津液所组成。营气和津液，都来源于脾胃化生的水谷精微，故称脾胃为气血化生之源。血液的生成过程：食物经胃的腐熟和脾的运化，转化为水谷精微，水谷精微再经脾气的升清上输于肺，通过心肺的气化作用化而为血。此外，精和血之间的相互资生和转化关系也会影响到血液的生成。

三、血的运行

脉为血之府，脉管是一个相对密闭的管道系统。血在脉管中运行不息，如环无端，营周不休，内至脏腑，外达皮肉筋骨营养全身，以维持机体的正常生命活动。

血液的正常运行需要两个条件：一是脉管系统的完整性和通畅性；二是全身各脏腑发挥其正常生理功能，特别是心、肺、肝、脾四脏。心主血脉，心动则血行诸经，血在心的推动下循行于脉管中，输送至全身，发挥其濡养作用。肺朝百脉，肺主气而司呼吸，调节全身气机，并助心行血。脾主统血，血液依赖于脾气的统摄，脾气健旺，气血充足，固摄有力，则血行常道。肝主疏泄，调畅气机，促进血液的正常循行；肝又主藏血，具有贮藏血液、调节血量和防止出血的作用。因此，血液的正常循环，与心、肺、肝、脾等脏器密切相关。

四、血的功能

血，具有营养和滋润全身的功能，并且是神志活动的主要物质基础。

血具有营养和滋润全身的生理功能。血在脉中循行，内至脏腑，外达皮肉筋骨，对全身各脏腑组织器官起着营养和滋润作用。血的这一功能，具体体现在面色的红润、皮肤毛发的润泽有华、肌肉的丰满壮实、运动的灵活自如等方面。若血虚，血的营养和滋润作用减弱，可见头晕、面色无华、毛发干枯、肢体麻木等表现。

血是神志活动的主要物质基础。血气充足，血脉合利，则精力充沛、神志清晰、思维敏捷、活动自如；若血

虚或血运失常，可见精神衰退、健忘失眠、多梦、烦躁等
表现。

第3节 津 液

一、津液的概念

津液，是机体一切正常水液的总称，包括各脏腑组织
器官的内在体液及其正常的分泌物，是构成人体和维持人
体生命活动的基本物质。

津液虽同属于水液，但在性状、分布以及功能上又
有一定区别。一般而言，性质较清稀，流动性较大，布
散于体表皮肤、肌肉和孔窍，并能渗注于血脉，起滋
润作用的称为津；性质较稠厚，流动性较小，灌注于骨
节、脏腑、脑、髓等组织，起濡润作用的称为液（见表
4-3-1）。两者可以相互转化，在病理过程中相互影响，
故常津液并称。津与液的区别主要用于临床辨析"伤
津"或"脱液"。

表4-3-1 津与液的区别

成分	性状	分布	功能
津	较清稀，流动性较大，阴中之阳	布散于体表皮肤、肌肉和孔窍，注于血脉	滋润皮肤、肌肉，润泽孔窍，充养和滑利血脉

续表

成分	性状	分布	功能
液	较稠厚，流动性较小，阴中之阴	灌注于骨节、脏腑、脑、髓等组织	濡养脏腑，补益脑髓，滑利关节

二、津液的代谢

津液的代谢，包括津液的生成、输布和排泄。津液的生成，主要依赖于脾胃对食物的运化；津液的输布，主要依赖脾的散精和肺的通调水道；津液的排泄，主要依赖汗液、尿液和呼气；津液在体内的升降出入，则是以肾的蒸腾气化作用为基础，以三焦为通道，随着气的升降出入，布散于全身而环流不息。因此，津液的生成、输布、排泄及其代谢平衡的维持，依赖于气和多个脏腑生理功能的协调平衡。其中，肺、脾、肾三脏的生理功能起着主要的调节作用。

三、津液的功能

津液主要有濡养和滋润全身的生理功能，并参与血液的化生。津液广泛布散于全身的脏腑组织器官之中，起着濡养和滋润全身的作用。如流注于孔窍的津液，具有滋润和保护眼、鼻、口等孔窍的作用；布散于肌表的津液，具有滋润肌肤皮毛的作用。此外，津液是血液的重要组成部分。津液渗入到脉中，参与血液的化生，故《灵枢·痈痕》言："津液和调，变化而赤为血。"

第4节　气、血、津液的关系

气、血、津液虽然在生成、分布及功能上各有不同特点（见表4-4-1），但三者又同为构成人体和维系生命活动的基本物质，三者之间存在着极为密切的相互关系。

表4-4-1　气、血、津液的生成、分布及功能

分类		生成	分布	功能
气	元气	根于肾中精气，赖于水谷精气	输布全身	推动生长发育，激发脏腑功能
	宗气	水谷精气和自然界之清气	走息道，灌心肺	行呼吸，行气血
	营气	水谷精微中最富有营养的部分	输布全身	濡养和化生血液
	卫气	水谷精微中最剽悍滑利的部分	输布全身	护卫肌表，温煦，调控腠理开合
血		由营气和津液组成	输布全身	濡养和滋润，神志活动的物质基础
津液		来源于饮食水谷	输布全身	濡养和滋润，化生血液

一、气与血的关系

气属阳，主动，主温煦；血属阴，主静，主濡润。气与血的关系常概括为"气为血之帅，血为气之母"（见表4-4-2）。

表4-4-2　气与血的关系

项目	气为血之帅			血为气之母	
	气能生血	气能摄血	气能行血	血能养气	血能载气
生理	血由气生	气能摄血	气行则血行	血旺则气盛	血能载气
病理	气虚则血虚	气不摄血	气虚、气滞则血瘀	血衰则气虚	气随血脱
治疗	补气生血	益气摄血	补气、理气活血	养血益气	补气止血

（一）气为血之帅

气为血之帅，是指气对血的作用，主要体现在以下三方面。

1. 气能生血

气能生血，是指血液的生成离不开气的推动和促进。营气、津液和肾精都是生成血液的物质基础，化生血液的全程均需气的推动和激发作用。营气与津液一起入脉为血，维持血液总量的相对恒定。气旺则化生血液充盛；

气虚则化生血液的功能减退，严重者可致血虚。治疗血虚时，经常配合补气的药，意在补气生血。

2. 气能摄血

气能摄血，是指气能固摄血液，使血行脉中而不外溢。气能摄血，有赖于脾统血的功能。若脾气虚，则气不摄血而出现各种出血症，出血又能进一步导致气虚。治疗上常益气以摄血。

3. 气能行血

气能行血，是指气能推动血液的运行。气行则血行，气虚、气滞则血瘀，而出现面白或晦暗、神疲乏力、刺痛且痛处不移而拒按等表现。临床上治疗血行失常的病变，常以调气为主，调血次之。

（二）血为气之母

血为气之母，是指血对气的作用，主要体现在以下两个方面。

1. 血能养气

血能养气，是指气的充盛离不开血液的濡养。血液周流全身，运行不息，不断为气的生成与功能活动提供营养，故血足则气旺，血亏则气虚。

2. 血能载气

血为气的载体。气存于血中，依附于血而不致散失，依赖血之运载而达全身。故血虚的患者，气无所依，导致气漂浮而无根，严重者出现气随血脱的病症。

二、气与津液的关系

气属阳，津液属阴。气与津液虽在属性上有所区别，但其在生理、病理上均有密切联系。

（一）气对津液的作用

气对津液的作用主要有以下三个方面。

1. 气能生津

气是津液生成的物质基础和动力。气能推动和激发脾胃的功能活动，使中焦之气旺盛，运化正常，则津液充足。故常用补气生津的法则。

2. 气能行津

气的运动变化是津液输布排泄的动力。气的运动变化表现为脏腑的升、降、出、入运动，而肺、脾、肾、肝等脏腑的升、降、出、入运动完成了津液在体内的运行、输布和排泄过程。故气行水行，气停水停。临床上常将利湿、化痰的方法与补气、行气的方法合用。

3. 气能摄津

气的固摄作用能防止津液无故外泄，维持体内津液的相对恒定，从而保证津液代谢的平衡。若气不摄津，则津液妄行，出现多汗、自汗、多尿、遗尿等病理表现。治疗上常予补气。

（二）津液对气的作用

津液对气的作用，主要表现为津能载气。津液是气的载体之一，气无形而动，必须依附于有形之载体才能存于体内。当津液大量外泄时，气也随之外泄，造成气随液脱。此外，津能化气。食物化生津液，津液在脏腑之气的温煦、蒸腾作用下化而为气，以促进各脏腑功能的正常生理活动。若津亏，则会导致气不足。

三、血与津液的关系

血与津液均为液态物质，其性均属阴，两者无论在生理上还是病理上均有密切联系。

（一）血对津液的作用

血液行于脉中，其中的液体成分渗于脉外便转化为津液。血和津液均来源于水谷精气，两者相互渗透，相互转化。若失血过多，津液渗入血脉，以补充血之不足，因而导致脉外津液不足，出现口干、口渴、尿少、皮肤干燥等症状，故有"夺血者无汗""亡血家，不可发汗"之说。

（二）津液对血的作用

津液渗注脉中，即成为血液的组成部分，而血液的一部分渗于脉外又化为津液，故有"津血同源"之说。若津液大量耗损，不仅渗入脉内的津液不足，甚至连脉内的部分也渗出脉外，从而形成津枯血燥的病变，故有"夺汗者无血"之说。

第5节　精

一、精的概念

精，是构成人体与维持生命活动最本原的物质。精有

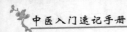

形，主静而属阴，藏于脏腑之中，既有生殖功能，又支配着机体生命活动的过程。

精有广义和狭义之分。广义之精泛指一切构成人体并具有重要生理功能的精微物质，包括精、血、津液等。狭义之精指的是肾中所藏的生殖之精。

精亦可分为先天之精和后天之精。先天之精是指禀受于父母的生殖之精，与生俱来，是构成胚胎的原始物质。后天之精是指来源于饮食水谷，经脾胃运化而生成的精微物质。

二、精 的 生 成

人体之精，由禀受于父母的生殖之精和后天化生的水谷精气所构成。人体以先天之精为本，只有得到后天之精的不断充养，才能充分发挥人体各脏腑组织器官的生理功能；后天之精则需要先天之精的资助激发，才能源源不绝。先天之精与后天之精之间有着相互依赖、相互影响的密切关系。

三、精 的 功 能

精具有调控繁衍生殖和促进生长发育的功能。由先天之精和后天之精化合而成的生殖之精，具有生殖和繁衍新一代生命体的强大作用，是新的生命个体的本原。人体伴随着精的盛衰变化，呈现出生、长、壮、老、已的生命规律。人体之精具有推动和促进生命体生长发育的作用，而先天之精的充盈与否直接影响机体的生长、发育和寿限。

　　精具有生髓化血和濡养脏腑的功能。肾藏精，精生髓，肾中精气充足，则脑髓充盈，骨髓盈满，人体意识清晰，思维敏捷，骨骼生长坚固，运动协调。肾精生髓，充养于骨，髓亦可转化为血，成为血液生成来源之一。人体之精具有濡养脏腑组织器官的作用，从而激发和促进脏腑的生理功能。

第6节　神

一、神 的 概 念

　　神，是中医基础理论的核心概念之一，有广义和狭义之分。广义之神，泛指整个人体的生命活动及其外在表现；狭义之神，即指人的精神心理活动。

二、神 的 形 成

　　人体之神来源于父母的生殖之精，并伴随新生命体的诞生而产生。出生之后，伴随着人体的生长发育过程，神的一切变化必须依赖于后天水谷精气的滋养。此外，神的活动还依赖于气血等物质的正常运行，尤其是血液的不断供给充养。因此，神来源于父母的生殖之精，还依赖于后天之精、气、血、津液的化生。

三、神 的 功 能

　　在人类的生命进程中，神具有十分重要的作用，主要体现在三方面：一是调节精、气、血、津液的代谢。神既由精、气、血、津液等作为物质基础而产生的，又能反作用于这些物质。神具有统领和调控这些物质在体内进行正常代谢的作用。二是调节脏腑的生理功能。脏腑精气产生神，神通过对脏腑精气的主宰来调节其生理功能。三是主宰人体的生命活动。神的盛衰是生命力盛衰的综合体现，因此神是人体生理活动和心理活动的主宰。神是机体生命存在的根本标志，形离开神则形亡，形与神俱，神为主宰。

第7节　精气神的关系

精有形，为生命之本原；气无形，为生命之动力；神，为生命之主导及体现。三者相互为用，相互转化，相互依存，相互制约，共同维系着生命的进程。

一、精与气的关系

精能化气，精为气生化之源。在肾阳的蒸腾气化作用下，肾精化生元气，元气运行全身，促进机体的生长、发育及生殖功能的成熟和完善，推动、激发、调节和控制脏腑器官的生理功能活动。因此，精为气生化之源。

气能生精，气能激发精的化生。人体之精起源于先天之精，在生命过程中，需要后天水谷精微的不断充养。气的运动不息，促进和激发水谷精微不断转化为人体之精，维系着精的储存和利用之间的平衡。因此，气是人体之精化生的动力。

二、精与神的关系

精能化神，精为神的物质基础。精是人体生命的原基物质，神是生命活动的内部机制和生命力的外部表现，故精为神之源。

神能御精，精赖神而内守。神能统摄一切生命活动，神可对精起主导和约束作用，使精固静谧守于内，藏泻有制。

三、气与神的关系

气能生神，为神之根本。气由精生，又能化神养神，无气则神无以生。气敷布全身，通达表里，濡养脏腑经络，为脏腑的生理功能和人体的神志活动提供动力，神随之而生，而神是气活动的外在表现。

神为气主，神失则气乱。神是气运动和机体一切生理活动的主导，调节和控制生命活动的进程。因此，神为气之主，统驭气之变动。气的一切运动变化必然受神的调节和控制。

精气神的关系，可以概括为形神关系。精有形有质，气无形有质，气聚而形生，精和气为形、神之本源。形与神俱，形神合一，身形健壮才能充分发挥神的主导作用。因此，形盛则神明，形衰则神惫。精气神之间的关系，对修身养性、延年益寿、防病治病具有重要指导意义。

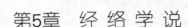

第5章 经络学说

经络，是运行全身气血，联系脏腑肢节官窍，沟通人体上下内外的通路，是人体结构的重要组成部分。

经络学说，主要研究人体经络的基本概念、循行分布、生理功能、病理变化及其与脏腑相关关系，是中医学理论体系的重要组成部分。

第1节　经络的概念和经络系统的组成

一、经络的概念

经络，是经脉和络脉的总称。经有路径之意，指经脉，是经络系统的主干；络有网络之意，指络脉，是经络系统的分支。两者相比，经脉较粗大，络脉较细小；经脉有一定的循行路线，而络脉则纵横交错，网络全身，无所不至。经络系统通过有规律的循行和错综复杂的联络交会，将人体的五脏六腑、四肢百骸、五官九窍、皮肉筋脉等组织联结成一个统一的有机整体，从而保证人体生命活动的正常进行。

二、经络系统的组成

经络系统，由经脉、络脉及其连属组织组成，包括了十二经脉、奇经八脉、十二经别、十五络脉、十二经筋和十二皮部等（如图5-1-1）。

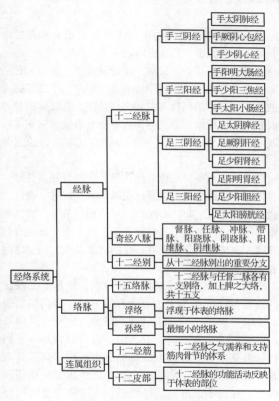

图5-1-1 经络系统简图

（一）经脉

经脉是经络系统的主干，主要包括正经和奇经两大类。此外，经别也包括在经脉之中。

正经，有十二条，又称十二经脉或十二正经，包括手三阴经、手三阳经、足三阴经和足三阳经。十二经脉有一定的起止、一定的循行部位和交接顺序，在肢体的分布和走向有一定的规律，并且与体内脏腑有直接的络属关系，相互之间也有表里关系。十二经脉是气血运行的主要通道。

奇经，有八条，又称奇经八脉，包括督脉、任脉、冲脉、带脉、阳跷脉、阴跷脉、阳维脉和阴维脉。奇经八脉穿插循行于正经之间，有统率、联络和调节十二经脉气血的作用。奇经八脉与十二经脉不同，既不是气血运行的主要通道，也与五脏六腑没有直接的络属关系，相互之间也无表里关系。

经别，有十二条，又称十二经别，是从十二经脉别出的重要分支，虽与十二经脉有所不同，但仍然属于经脉的范畴。经别多分布于肘膝、脏腑、躯干、颈项及头部，其循行分布有"离、入、出、合"的特点。经别的循行，多从四肢肘膝以上的正经分出，称"离"；进入到胸腹腔联系脏腑，称"入"；然后浅出于头项部，称"出"；在头项面部，阴经的经别合于相表里的阳经，阳经的经别则合于本经，称"合"。手足三阴三阳共组成六对，称"六合"。经别通过"离、入、出、合"的循环分布，增强表里两经在体内的沟通，强化体表与体内、四肢及躯干的向心性联系，加强足三阴、足三阳经脉与心脏的关联，增加十二经脉与头面部的联系，扩大十二经脉的主治范围。

（二）络脉

络脉是经脉的分支，按形状、大小、深浅等的不同又有别络、浮络和孙络之分。

别络，是络脉中较大的和主要的络脉。十二经脉与督脉、任脉各有一支别络，再加上脾之大络，合称十五别络。十二经脉的别络多从四肢肘膝以下分出，走向相表里的经脉；督脉之络行于背部，散于头上并别走足太阳经；任脉之络散于腹部；脾之大络散布于胸胁部。别络具有加强表里两经在体表的联系、统领一身阴阳诸络和渗灌气血以濡养全身的作用，并能通达某些正经所没有到达的部位而补正经之不足。别络和经别均为经脉的分支，均有加强表里两经联系的作用。两者区别在于，别络主外，各有一络穴，有所主病症；而经别主内，无所属穴位，也无所主病症。

浮络，是浮现于体表的络脉。它分布广泛，没有定位，起着沟通经脉、输达肌表的作用。

孙络，是最细小的络脉，分布全身，难以计数，有"溢奇邪""通荣卫"（《素问·气穴论》）的作用。

（三）连属组织

连属组织包括经筋和皮部，与经脉、络脉有密切联系。

经筋，又称十二经筋，是十二经脉之气濡养和支持筋肉骨节的体系，其分布范围与十二经脉大体一致。经筋起于四肢末端，结聚于骨骼和关节部，有的进入胸腹腔，但不络属于脏腑。手足三阳之筋到达头目，手三阴之筋到达胸膈，足三阴之筋到达阴部。经筋具有联系四肢百骸、主司关节运动、维持人体体位姿势和正常运动的作用。

皮部，又称十二皮部，是与十二经脉相应的皮肤部位。全身的皮肤，是十二经脉的功能活动反映于体表的部位，也是经络之气的散布所在，故将全身皮肤分为十二个部分，分属于十二经脉。十二皮部位于人体最外层，是机体的卫外屏障，具有抵御外邪和反映病候的作用。

第2节　十二经脉

十二经脉是人体经络系统的主干与核心。

一、十二经脉的名称

十二经脉对称地分布于人体的两侧，分别循行于上肢或下肢的内侧或外侧，每一经脉分别属于某脏或某腑。因此，十二经脉中每条经脉的命名，均包括手足、阴阳、脏腑三个部分。手经行于上肢，足经行于下肢；阴经行于四肢内侧，阳经行于四肢外侧；阴经属脏，阳经属腑（见表

5-2-1）。

表5-2-1 十二经脉名称分类

手足部位	阴经（属脏）	阳经（属腑）	循行部位（阴经行于内，阳经行于外）	
手	太阴肺经	阳明大肠经	上肢	前缘
	厥阴心包经	少阳三焦经		中线
	少阴心经	太阳小肠经		后缘
足	太阴脾经*	阳明胃经	下肢	前缘
	厥阴肝经*	少阳胆经		中线
	少阴肾经	太阳膀胱经		后缘

*在内踝8寸以下，肝经循行在前缘，脾经循行在中线。至内踝上8寸处两经交叉之后，脾经循行在前缘，肝经循行在中线。

二、十二经脉的走向、交接、分布、表里关系及流注次序

（一）走向和交接规律

十二经脉的走向和交接是有一定规律的。《灵枢·逆顺肥瘦》云："手之三阴，从脏走手；手之三阳，从手走头；足之三阳，从头走足；足之三阴，从足走腹。"即是说，手三阴经从胸腔走向手指末端，交手三阳经；手三阳

经从手指末端走向头面部，交足三阳经；足三阳经从头面部走向足趾末端，交足三阴经；足三阴经从足趾走向腹腔、胸腔，交手三阴经。这样就构成一个"阴阳相贯，如环无端"的循环路径（如图5-2-1）。

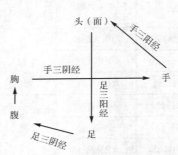

图5-2-1 十二经脉走向交接规律示意图

十二经脉在循行交接过程中，其交接部位也有一定的规律。互为表里的阴经和阳经在四肢末端交接；同名手、足阳经在头面部交接；手三阳经止于头部，足三阳经起于头部，手三阳与足三阳在头面部交接，故称"头为诸阳之会"；异名手、足阴经在胸腔内脏交接（如图5-2-2）。

（二）分布规律

十二经脉对称性地分布于人体的头面、躯干、四肢。

头面：手足三阳经均行头部。手足阳明经行于额面

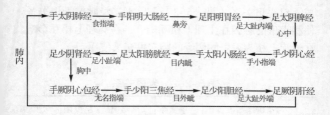

图5-2-2 十二经脉交接部位和流注次序图

部，手足少阳经行于头侧部，手足太阳经行于面颊、头顶和后头部。

躯干：手三阴经从胸行于腋下，手三阳经行于肩胛部；足三阳经的阳明经行于前（胸腹），太阳经行于后（背面），少阳经行于身侧面；足三阴经均行胸腹。行于胸腹的经脉，由内向外依次为足少阴肾经、足阳明胃经、足太阴脾经、足厥阴肝经。

四肢：阴经行于四肢内侧，阳经行于四肢外侧。上肢内侧为三阴，太阴在前，厥阴在中，少阴在后；上肢外侧为三阳，阳明在前，少阳在中，太阳在后。下肢内侧为三阴，内踝尖上8寸以下是厥阴在前，太阴在中，少阴在后，内踝尖上8寸以上是太阴在前，厥阴在中，少阴在后；下肢外侧为三阳，阳明在前，少阳在中，太阳在后。

（三）表里关系

手足三阴、三阳经，通过经别和别络相互沟通，组合成六对表里关系（见表5-2-2）。十二经脉的表里关系，使相表里的脏腑在生理上相互配合，在病理上相互影响，在治疗上相为表里的两经的腧穴可交叉使用。

表5-2-2　表里关系

表	手阳明大肠经	手少阳三焦经	手太阳小肠经	足阳明胃经	足少阳胆经	足太阳膀胱经
里	手太阴肺经	手厥阴心包经	手少阴心经	足太阴脾经	足厥阴肝经	足少阴肾经

（四）流注次序

十二经脉依次衔接，首尾相贯，如环无端。因此，经脉中的气血也是依次流注，循环不休。由于全身气血主要是由中焦脾胃运化的水谷之精所化生的，故十二经脉气血的流注是从起于中焦的手太阴肺经开始，依次流注各经，最后流注到足厥阴肝经，再回流到手太阴肺经而进入到下一轮循环（如图5-2-2）。

三、十二经脉的循行部位

（一）手太阴肺经

手太阴肺经，起于中焦，下络大肠，还循胃口，通过膈肌上行，属肺。从肺系（与肺相连的气管、支气管及咽喉等）横行至胸部外上方，出腋下，沿上肢内侧前缘下行，通过肘窝，入寸口，上鱼际，直出拇指桡侧端。

分支：从手腕的后方分出，沿手背走向食指桡侧端，交于手阳明大肠经（如图5-2-3）。

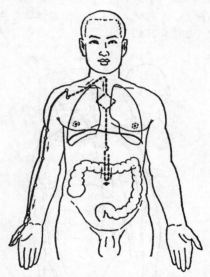

图5-2-3 手太阴肺经循行示意图

（二）手阳明大肠经

手阳明大肠经，起于食指桡侧端，经过手背行于上肢外侧前缘，上肩，至肩关节前缘，向后到第七颈椎棘突下，再向前下行入锁骨上窝，进入胸腔，络肺，向下通过膈肌下行，属大肠。

分支：从锁骨上窝上行，经颈部至面颊，入下齿中，退出挟口两旁，左右交叉于人中，至对侧鼻翼旁，交于足阳明胃经（如图5-2-4）。

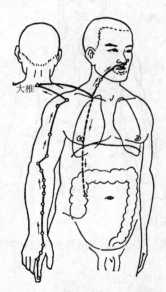

大椎

图5-2-4 手阳明大肠经循行示意图

（三）足阳明胃经

足阳明胃经，起于鼻翼旁，挟鼻上行，左右交会于鼻根部，旁行入目内眦，交于足太阳膀胱经，向下沿鼻柱外侧，入上齿中，退出，挟口两旁，环绕口唇，在颏唇沟承浆穴处左右相交，退回沿下颌骨后下缘到大迎穴，沿下颌角上行过耳前，经过上关穴，沿发际，到额前。

分支：从大迎前方下行到人迎，沿咽喉向下后行至大椎，折向前行，入缺盆，深入胸腔，下行穿过膈肌，属胃，络脾。

直行者：从缺盆出体表，沿乳中线下行，挟脐两旁，下行至腹股沟处的气街。

分支：从胃下口幽门处分出，沿腹腔内下行到气街，与直行之脉会合，而后下行大腿前侧，至膝膑，沿下肢胫骨前缘下行至足背，入足第二趾外侧端。

分支：从膝下3寸处分出，下行入中趾外侧端。

分支：从足背上分出，前行入足大趾内侧端，交于足太阴脾经（如图5-2-5）。

（四）足太阴脾经

足太阴脾经，起于足大趾内侧端，沿内侧赤白肉际处，上行过内踝前缘，沿小腿内侧正中线上行，在内踝上8寸处，交出足厥阴肝经之前，上行沿大腿内侧前缘，进入腹部，属脾，络胃。向上穿过膈肌，沿食管两旁上行，连舌本，散舌下。

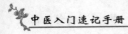

中医入门速记手册

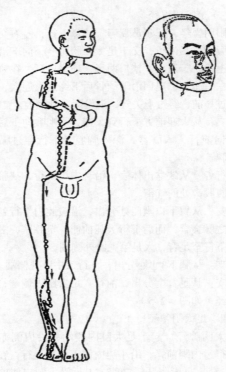

图5-2-5　足阳明胃经循行示意图

分支：从胃别出，上行通过膈肌，注入心中，交于手少阴心经（如图5-2-6）。

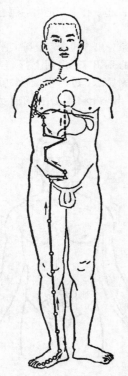

图5-2-6 足太阴脾经循行示意图

（五）手少阴心经

手少阴心经，起于心中，走出后属心系，向下穿过膈肌，络小肠。

分支：从心系分出，挟食管上行，连于目系。

直行者：从心系出来，退回上行，经过肺，向下浅出液下，沿上肢内侧后缘，过肘中，经掌后锐骨端，进入掌中，沿小指桡侧，出小指桡侧端，交于手太阳小肠经（如图5-2-7）。

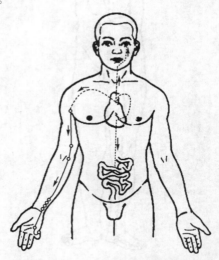

图5-2-7　手少阴心经循行示意图

（六）手太阳小肠经

手太阳小肠经，起于小指外侧端，沿手背、上肢外侧后缘，过肘部，到肩关节后面，绕肩胛部，交肩上，前行入锁骨上窝，深入体腔，络心，沿食管，向下穿过膈肌，到达胃部，下行，属小肠。

分支：从锁骨上窝出来，沿颈部上行到面颊，至目外眦后，退行进入耳中。

分支：从面颊部分出，向上行于眼下，至目内眦，交于足太阳膀胱经（如图5-2-8）。

（七）足太阳膀胱经

足太阳膀胱经，起于目内眦，向上到达额部，左右交会于头顶部。

分支：从头顶部分出，到耳上角部。

直行者：从头顶部分别向后行至枕骨处，进入颅腔，络脑，退出下行到项部，下行交会于大椎，再分左右沿肩胛内侧，脊柱两旁（脊柱正中旁开1.5寸下行），到达腰部，进入脊柱两旁的肌肉，深入腹腔，络肾，属膀胱。

分支：从腰部分出，沿脊柱两旁下行，穿过臀部，从大腿后侧外缘下行至腘窝中。

分支：从项分出下行，经肩胛内侧，从附分穴挟脊（脊柱正中旁开3寸）下行至髀枢，经大腿后侧至腘窝中与前一支脉会合，然后下行穿过腓肠肌，出走于足外踝

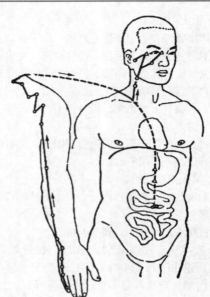

图5-2-8 手太阳小肠经循行示意图

后，沿足背外侧缘至小趾外侧端，交于足少阴肾经（如图5-2-9）。

（八）足少阴肾经

足少阴肾经，起于足小趾下，斜行于足心，出行于

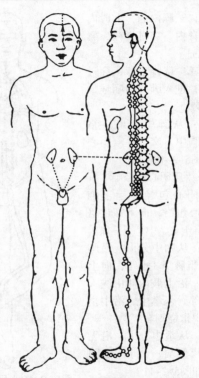

图5-2-9 足太阳膀胱经循行示意图

舟骨粗隆之下，沿内踝后，分出进入足跟，向上沿小腿内侧后缘，至腘内侧，上股内侧后缘入脊内，穿过脊柱，属肾，络膀胱。

直行者：从肾上行，穿过肝和膈肌，进入肺，沿咽喉，到舌根两旁。

分支：从肺中分出，络心，注于胸中，交于手厥阴心包经（如图5-2-10）。

（九）手厥阴心包经

手厥阴心包经，起于胸中，出属心包络，向下穿过膈肌，依次络于上、中、下三焦。

分支：从胸中分出，沿胸浅出胁部当腋下3寸处，向上至腋窝下，沿上肢内侧中线入肘，过腕部，入掌中，沿中指桡侧，出中指桡侧端。

分支：从掌中分出，沿无名指出其尺侧端，交于手少阳三焦经（如图5-2-11）。

（十）手少阳三焦经

手少阳三焦经，起于无名

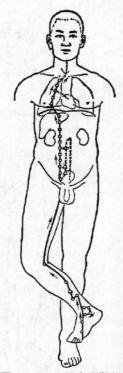

图5-2-10 足少阴肾经循行示意图

指尺侧端，向上沿无名指尺侧至手腕背面，上行尺骨、桡骨之间，通过肘尖，沿上臂外侧向上至肩部，向前行入缺盆，布于膻中，散络心包，穿过膈肌，依次属上、中、下三焦。

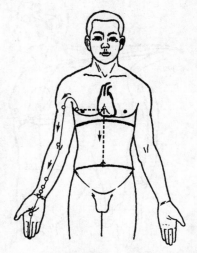

图5-2-11 手厥阴心包经循行示意图

分支：从膻中分出，上行出缺盆，至肩部，左右交会于大椎，分开上行到项，经耳后，直上出耳上角，然后屈曲向下经面颊部至目眶下。

分支：从耳后分出，进入耳中，出走耳前，经上关穴前，在面颊部与前一分支相交，至目外眦，交于足少阳胆经（如图5-2-12）。

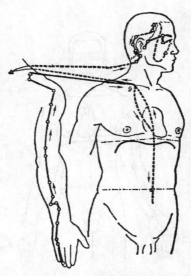

图5-2-12　手少阳三焦经循行示意图

（十一）足少阳胆经

足少阳胆经，起于目外眦，上至头角，再向下到耳后，再折向上行，经额部至眉上，又向后折至风池穴，沿颈下行至肩上，左右交会于大椎穴，前行入缺盆。

分支：从耳后进入耳中，出走于耳前，至目外眦后方。

分支：从目外眦分出，下行至大迎，与手少阳三焦经分布于面颊部的支脉相合，行至目眶下，向下经过下颌角部，下行至颈部，与前脉会合于缺盆，进入胸腔，穿过膈肌，络肝，属胆，沿胁里浅出气街，绕毛际，横向至环跳处。

直行者：从缺盆下行至腋，沿胸侧，过季胁，下行至环跳穴处与前脉会合，再向下沿大腿外侧、膝关节外缘，行于腓骨前面，直下至腓骨下端，浅出外踝之前，沿足背行出于足第四趾外侧端。

分支：从足背分出，前行出足大趾外侧端，折回穿过爪甲，分布于足大趾爪甲后丛毛处，交于足厥阴肝经（如图5-2-13）。

（十二）足厥阴肝经

足厥阴肝经，起于足大趾爪甲后丛毛处，向上沿足背至内踝前1寸处，向上沿胫骨内缘，在内踝上8寸处交足太阴脾经之后，上行过膝内侧，沿大腿内侧中线进入阴毛中，绕阴器，至小腹，挟胃两旁，属肝，络胆，向上穿过膈肌，分布于胁肋部，沿咽喉的后边，向上进入鼻咽部，上行连接目系，出于额，上行与督脉会于头顶部。

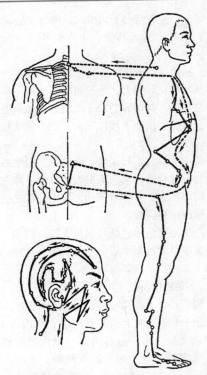

图5-2-13 足少阳胆经循行示意图

分支：从目系分出，下行颊里，环绕在口唇的里边。

分支：从肝分出，穿过膈肌，向上注入肺，交于手太阴肺经（如图5-2-14）。

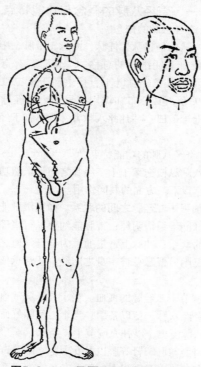

图5-2-14　足厥阴肝经循行示意图

第3节 奇 经 八 脉

一、奇经八脉的概念与功能特点

（一）奇经八脉的概念

奇经八脉，是督脉、任脉、冲脉、带脉、阳跷脉、阴跷脉、阳维脉和阴维脉的总称。"奇"，有奇特、奇异之意，是指这八条经脉既不直接隶属于十二脏腑，又无表里相合关系，其分布和作用有异于十二经脉，故《难经·二十七难》曰："凡此八脉者，皆不拘于经，故曰奇经八脉也。"

（二）奇经八脉的功能特点

奇经八脉纵横交叉于十二经脉之间，虽然功能各有侧重，但具有以下三方面的共同作用。

（1）加强十二经脉之间的联系。如阳维脉能维系诸阳经；阴维脉能维系诸阴经；带脉能约束纵行诸经，并沟通彼此之间的联系；冲脉上下贯通，为全身气血之要冲，渗灌三阴、三阳；督脉总督一身之阳经；任脉总任一身之阴经。

（2）调节十二经脉的气血。当十二经脉气血有余时，则流注于奇经八脉，蓄以备用；当十二经脉气血不足时，可由奇经八脉溢出，以补充调节十二经脉。

（3）奇经与肝、肾等脏以及女子胞、脑等奇恒之腑的关系较为密切，相互之间在生理上有一定的联系，在病理上相互影响。如肝为藏血之脏，而冲脉为血海，故肝的藏血、调血功能与冲脉有联系；督脉与肾、脑、髓的生理功能密切相关；任脉与胞宫妊娠密切相关等。

二、奇经八脉的循行与生理功能

奇经八脉中的督脉、任脉、冲脉皆起于胞中，同出会阴，称"一源三歧"。奇经八脉的循行分布和功能概况如下（见表5-3-1）。

表5-3-1　奇经八脉的循行分布和功能概况

奇经	循行分布概况	功能概况
任脉	腹、胸、颏下正中	总任阴经，调节全身阴经之气，为"阴脉之海"
督脉	腰、背、头面正中	总督阳经，调节全身阳经之气，为"阳脉之海"
冲脉	并足少阴经上行，环口唇，与任督、足阳明经等联系	涵蓄十二经气血，为"十二经之海"，又称"血海"
带脉	起于胁下，环腰一周，状如束带	约束纵行诸脉
阳跷脉	足跟外侧，伴足太阳经等上行，至目内眦合于阴跷	调节肢体运动，司眼睑开合

续表

奇经	循行分布概况	功能概况
阴跷脉	足跟内侧，伴足少阴经等上行，至目内眦合于阳跷	调节肢体运动，司眼睑开合
阳维脉	足跗外侧，并足少阳经上行，至项后合于督脉	调节六阳经经气
阴维脉	小腿内侧，并足太阴、厥阴上行，至咽合于任脉	调节六阴经经气

（一）督脉

1. 循行部位

督脉，起于胞中，下出会阴，沿脊柱后面上行，至项后风府穴处进入颅内，络脑，并由项沿头部正中线，经头顶、额部、鼻部、上唇等部位，到上唇系带处。

分支：从脊柱里面分出，属肾。

分支：从小腹内分出，直上贯脐中央，上贯心，到喉部，向上到下颔部，环绕口唇，向上至两眼下部的中央（如图5-3-1）。

2. 基本功能

督，有总管、统率之义。督脉的功能主要体现在两方面：一是调节阳经气血。督脉行于背部正中，与手足三阳经及阳维脉交会，能总督一身之阳经，故又称为"阳□□海"。二是调节脑、脊髓和肾的功能。督脉行于脊里，上颅络脑，分支络肾，故与脑、脊髓和肾有密切联系，可以调节脑、脊髓和肾的功能。临床上治疗脑、脊髓和生殖功能障碍疾病时，也多采用补督脉的方法。

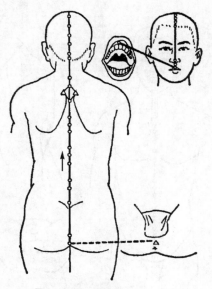

图5-3-1 督脉循行示意图

（二）任脉

1. 循行部位

任脉，起于胞中，下出会阴，经阴阜，沿腹部和胸部正中线上行，至咽喉，上行至下颌部，环绕口唇，沿面颊，分行至目眶下（如图5-3-2）。

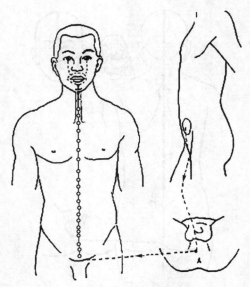

图5-3-2　任脉循行示意图

2. 基本功能

任,有担任、妊养之意。任脉的功能主要体现在两方面:一是调节阴经气血。任脉行于腹面正中线,其脉与足三阴及阴维脉交会,能总任一身之阴经,故又称"阴脉之海"。二是主胞胎。任脉起于胞中,与女子妊娠有关,故有"任主胞胎"之说。只有任脉和冲脉充盛,才能有月经来潮和生育能力,故临床上治疗月经不调和不孕,常采用调理任脉和冲脉的方法。

(三)冲脉

1. 循行部位

起于胞中,下出会阴后,从气街部起与足少阴经相并,挟脐上行,散布于胸中,再向上行,经喉,环绕口唇,到目眶下。

分支:从气街部浅出,沿大腿内侧进入腘窝,再沿胫骨内缘,下行到足底。

分支:从内踝后分出,向前斜入足背,进入足大趾。

分支:从胞中出,向后与督脉相通,上行于脊柱内(如图5-3-3)。

2. 基本功能

冲,有要冲之意。冲脉的功能主要体现在两方面:一是调节十二经气血。冲脉上至于头,下至于足,后行于背,前散于胸腹,布达全身,故能调节十二经气血,成为一身气血之要冲,故又称为"十二经脉之海"。二是与女

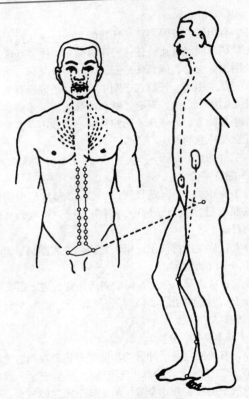

图5-3-3 冲脉循行示意图

子月经及孕育功能有关。女子月经来潮及孕育功能，皆
血为基础。冲脉起于胞中，又称"血海"，具有调节女子
的月经的功能，并与妊娠密切相关。

（四）带脉

1. 循行部位

带脉，起于季肋，斜向下行到带脉穴，绕身一周，环
行于腰腹部，并于带脉穴处再向前下行沿髂骨上缘斜行到
少腹（如图5-3-4）。

2. 基本功能

带，有束带之意。带脉围腰一周，犹如束带，故名。
带脉的功能主要体现在三方面：一是约束纵行诸经。十二
正经与奇经中的其余七经均为上下纵行，唯有带脉环腰一
周，故能总束诸脉。二是主司妇女带下。因带脉亏虚，不
能约束经脉，多见妇女带下量多，腰酸无力等症。三是固
护胎儿。因带脉有约束诸脉的作用，故具有摄元、固护胎
儿的作用。

（五）阳跷脉、阴跷脉

1. 循行部位

跷脉左右成对。阳跷脉、阴跷脉均起于足踝下。

阳跷脉从外踝下申脉分出，沿外踝后上行，经小腿、
大腿外侧，再经腹、胸侧面，经肩部、颈外侧，上挟口
角，到达目内眦，与手足太阳膀胱经、阴跷脉会合，再上
行进入发际，向下到达耳后，与足少阳胆经会于项后（如

图5-3-5）。

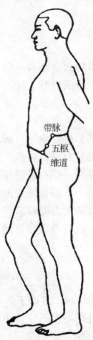

图5-3-4 带脉
循行示意图

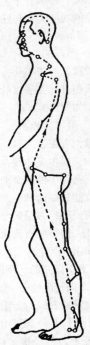

图5-3-5 阳跷脉
循行示意图

阴跷脉从内踝下照海分出，沿内踝后直上下肢内侧，经前阴，沿腹、胸进入缺盆，出行于人迎穴之前，经鼻旁，到目内眦，与手足太阳膀胱经、阳跷脉会合（如图5-3-6）。

2. 基本功能

跷，有轻健跷捷之意。跷脉的功能主要体现在两方面：一是司下肢运动。跷脉起于内外踝下，从下肢内、外侧分别上行头面，具有调节肢体肌肉运动的功能，可维持下肢灵活矫捷运动。二是司眼睑开合。阴、阳跷脉交会于目内眦，阴阳气相并，能共同濡养眼目，故有司眼睑开合的作用。

（六）阳维脉、阴维脉

1. 循行部位

阳维脉起于外踝下，与足少阳胆经并行，沿下肢外侧向上，经躯干部后外侧，从腋后上肩，经颈部、耳后，前行到额部，分布于头侧及项后，与督脉会合（如图5-3-7）。

阴维脉起于小腿内侧足三阴经交会之处，沿下肢内侧上行，至腹部，与足太阴脾经同行，到胁部，与足厥阴肝经相合，然后上行至咽喉，与任脉会合（如图5-3-8）。

2. 基本功能

维，有维系之意。维脉的主要功能是维系全身阴阳经脉。阳维脉具有联络和维系全身阳经的功能；阴维脉具有联络和维系全身阴经的功能。

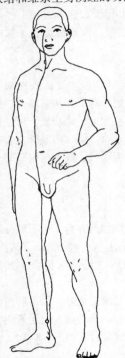

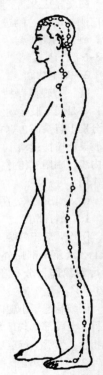

图5-3-6　阴跷脉循行
示意图

图5-3-7　阳维脉
循行示意图

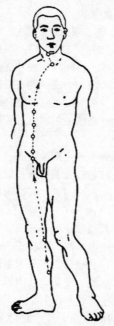

图5-3-8 阴维脉循行示意图

第4节 经络的生理功能

经络是人体的重要系统，其生理功能有四个方面：沟通表里上下，联系脏腑器官；通行气血，濡养脏腑组织；

感应传导；调节机能平衡。

1. 沟通表里上下，联系脏腑器官

人体是由五脏六腑、五官九窍、四肢百骸、皮肉筋骨等组成的，它们虽各有不同的生理功能，但又相互协作，有机配合，使人体形成一个统一的有机整体。这种相互协作，有机配合，主要依靠经络的联络和沟通作用而实现。经络的联络沟通全身脏腑组织器官的作用，主要依据下面四种联系。

（1）脏腑与五官九窍之间的联系。目、耳、鼻、口、舌、前阴、后阴，都是经脉循行所过的部位，而经脉又属络于脏腑。故五官九窍与内脏之间，可以通过经脉的沟通而联系起来。

（2）脏腑与外周肢节之间的联系。脏腑同外周肢节之间的联系，主要是通过十二经脉实现的。十二经脉与在内的五脏六腑相络属，其经脉之气又散络结聚于经筋，并散布于在外的皮部。如此，皮肤、筋肉组织与内脏之间，就可以通过经脉的沟通而联系起来。

（3）脏腑之间的联系。十二经脉中每一经都分别络属某脏或某腑，从而加强了相为表里的脏腑之间的联系。有的经脉还联系多个脏腑，这样就构成脏腑之间的多种联系。

（4）经脉与经脉之间的联系。十二正经阴阳表里相接有一定的衔接和流注次序，十二正经与奇经八脉之间的纵横交错，奇经八脉之间又彼此相互联系，从而构成了经脉与经脉之间的多种联系。

2．通行气血，濡养脏腑组织

人体各个组织器官，均需气血濡养，才能维持其正常的生理活动。气血之所以能通达全身，发挥其营养脏腑组织器官、抗御外邪、保卫机体的作用，是依赖于经络的传注而实现的。

3．感应传导

感应传导，是指经络系统对于针刺或其他刺激的感觉传递和通导作用，针刺中的得气现象和行气现象就是经络感应传导作用的具体表现。

4．调节机能平衡

经络能运行气血和协调阴阳，使机体活动保持相对平衡。当发生疾病时，机体出现气血不和及阴阳偏盛偏衰的证候，可以运用针灸的治法以激发经络的调节作用。实验证明，针刺相关腧穴，可对脏腑机能产生双重调节，原来亢进的可使之抑制，原来抑制的可使之兴奋。

第5节　经络学说的临床应用

1．阐释病理变化

正常生理情况下，经络有运行气血、感应传导等的作用，而在发生病变时，经络就成为传递病邪和反映病变的途径。经络既是外邪从皮毛腠理内传五脏六腑的传变途径，又是脏腑之间病变相互影响的途径，且通过经络的传导，内脏的病变可以反映于外表。如心火上炎，可以有口舌生疮、小便短赤等表现。

2. 指导疾病的诊断

经络有一定的循行部位和络属脏腑，可以反映所属脏腑的病证，因而临床上常可根据疾病症状出现的部位，结合经络循行及所联系的脏腑，作为疾病诊断的依据。临床实践还发现，在经络循行的部位，或是经气聚集的某些腧穴处，可有明显的压痛或有结节状、条索状的反应物，或局部皮肤出现某些形态变化。这些阳性反应物有助于疾病的诊断。

3. 指导临床治疗

经络学说被广泛应用于临床各科的治疗，特别是对针灸疗法、推拿疗法和药物治疗具有重要的指导意义。

针灸疗法与推拿疗法，主要是对于某一经或某一脏腑的病变，通过穴位的治疗作用，在其病变的邻近部位或经络循行的远隔部位上取穴，通过针灸或推拿，以调整经络气血的功能活动，从而达到治疗的目的。而选穴的主要依据即为经络学说。

药物治疗以经络为渠道，通过经络的传导转输，使药到病所，从而发挥治疗作用。古代医家在长期临床实践的基础上，根据某些药物对某一脏腑经络所具有的特殊选择作用，创立并形成了"药物归经"的理论。另有医家根据

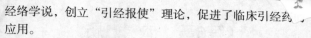

经络学说，创立"引经报使"理论，促进了临床引经药<del></del>应用。

此外，当前被广泛应用于临床的耳针、电针、穴位埋线等治疗方法，也都是在经络学说的指导下所创立并发展起来的。同时，临床实践也反过来进一步丰富和发展了经络学说。

第6章 体　质

　　中医体质学说是以中医理论为指导，研究人体体质的基本概念、形成、类型特征，以及对疾病发生、发展和演变过程影响的学说，并以此学说指导疾病的预防、诊断和治疗。学习和掌握体质的基本概念及体质的分型，了解体质的形成，对于从整体上把握个体的生命特征，指导临床诊断、治疗和康复等都具有重要意义。

第1节　体质的概念与构成

　　人是形与神的统一体。人体既有脏腑经络、形体官窍、精气血津液等相同的形质和功能活动，也有神、魂、魄、意、志，以及喜、怒、悲、思、恐等相同的心理活动，这是人体的生理共性。然而，个体之间也是有差异的。不同的个体在形质、功能、心理上存在着各自的特殊性，这种特殊性即为体质。

一、体质的概念

　　体质，指人体在生命活动过程中，在先天禀赋和后天获得的基础上，所形成的形态结构、生理功能和心理状态方面综合的、相对稳定的固有特质。它通过形态、功能和心理活动的差异性表现出来。在生理上表现为功能、代谢及对外界刺激反应的个体差异性；在病理上表现为对病

邪的易感性、疾病的易罹性、病变类型和疾病传变的倾向
性。

二、体质的构成

体质由形态结构、生理功能以及心理状态三个方面的
差异性构成。

1. 形态结构的差异性

人体形态结构是个体体质特征的重要组成部分，包括
外部形态结构和内部形态结构。根据中医学"司外揣内"
的认识方法，外部形态结构与内部形态结构之间是密切联
系的，外部形态结构是体质的外在表现，内部形态结构是
体质的内在基础。

2. 生理功能的差异性

形态结构是产生生理功能的基础，个体不同的形态结
构特点决定着机体生理功能及对刺激反应的差异，而机体
生理功能的个性特征，又会影响其形态结构，引起一系列
相应的改变。因此，生理功能上的差异也是个体体质差异
的重要组成部分。

3. 心理状况的差异性

心理是指客观事物在大脑中的反映，是感觉、知觉、
情感、记忆、思维、性格、能力等的总称，属于神的范
畴。形与神是统一的整体，体质是特定的形态结构、生理
功能与相关心理状况的综合体，形态、功能、心理之间具
有内在的联系。

三、体质的生理基础

脏腑、经络、精气血津液是构成体质的生理基础，而凡能影响脏腑、经络、精气血津液强弱盛衰的因素，均可影响体质。

（一）体质与脏腑、精气血津液的关系

1. 体质与脏腑的关系

脏腑的盛衰决定体质的差异。脏腑是构成人体、维系正常生命活动的中心，人体的各项生理活动均离不开脏腑。所以，个体体质的差异必然以脏腑为中心，反映出构成身体诸要素的某些或全部素质特征。

2. 体质与精气血津液的关系

精气血津液是决定体质特征的重要物质基础，其中精的多少和优劣是体质差异的根本。由于人体脏腑在胚胎发育过程中，禀受于父母的先天之精，就已分藏于各脏腑，影响着各脏腑形体官窍的发育，出生之后，后天水谷之精又不断输入脏腑之中，与已有的先天之精结合，充养形体，故肾脏和其他每一脏腑都藏有先天之精和后天之精。

（二）影响体质的因素

1. 先天禀赋

先天禀赋，是指子代出生以前在母体内所禀受的一切，包括父母生殖之精的质量，父母生育年龄，以及在母体内孕育过程中母亲是否注意养胎和妊娠期疾病所带来的一切影响。

2. 年龄因素

体质是一个随着个体发育的不同阶段而不断演变的生命过程，某个阶段的体质特点与另一个阶段的体质特点是有差别的。这是因为人体有生、长、壮、老、死的变化规律，而在这一过程中，人体的脏腑经络及精气血津液的生理功能都发生着相应的变化。

3. 性别差异

就体质学说而言，人类最基本的体质类型可以分为男性体质和女性体质两大类。由于男女在遗传性征、身体形态、脏腑结构等方面的差别，相应的生理功能以及心理特征就会存在差异，因而在体质上存在着性别差异。

4. 饮食因素

饮食结构和营养状况对体质有明显的影响。食物各有不同的成分或性味特点，而人的五脏六腑，各有所好。脏腑之精气阴阳，需五味阴阳和合而生。长期的饮食习惯和固定的膳食品种质量，日久可因体内某些成分的增减等变化而影响体质。

5. 劳逸所伤

劳逸是影响体质的又一重要因素。劳逸结合，有利于人体的身心健康，从而保持良好的体质。

6. 情志因素

情志活动是由脏腑精气对外界环境的应答而产生的。

过度或持久的情志变化，可损伤脏腑精气，从而影响体质。

7. 地理因素

不同地域具有不同的地理特征，影响着不同地域人群的饮食结构、居住条件、生活方式和社会民俗等，从而制约着不同地域生存的不同人群的形态结构、生理功能和心理行为特征的形成和发展。

8. 疾病针药及其他因素

疾病是促成体质改变的重要因素。一般而言，疾病改变体质多是向不利方面变化。针药作为治疗方法，直接参与对脏腑经络的调节，久之可影响机体的基本功能而改变体质。

四、体质的特点

体质具有以下几方面的特点（如图6-1-1）。

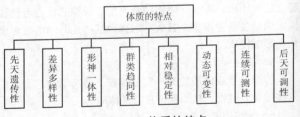

图6-1-1　体质的特点

1. 先天遗传性

父母之精是生命个体形成的基础，人类的外表形态、脏腑功能、精神状态等的个性特点均形成于胎儿期，取决于个体的遗传背景。遗传因素维持着个体体质特征的相对稳定，是决定体质形成和发展的基础。

2. 差异多样性

体质特征因人而异，具有明显的个体差异性，且千变万化，呈现出多样性特征。其通过人体形态、功能和心理活动的差异现象表现出来，因此个体多样性差异现象是体质学说研究的核心问题。

3. 形神一体性

形神合一，是中医学体质概念的基本特征之一，复杂多样的体质差异现象全面反映着人体在形态结构（形）和由脏腑功能活动所产生的精神活动（神）这两方面的基本特征，是特定的生理特性与心理特性的综合体，是对个体身心特性的概括。

4. 群类趋同性

同一种族或聚居于同一地域的人，因生存环境和生活习惯的相同，遗传背景和生存环境具有同一性和一致性，从而使人群的体质具有相同或类似的特点，形成了地域人群的不同体质特征，使特定人群的体质呈现类似的特征，因此体质具有群类趋同性。

5. 相对稳定性

个体秉承于父母的遗传信息，使其在生命过程中遵循某种既定的内在规律，呈现出与亲代类似的特征，这些特征一旦形成，不会轻易改变，在生命过程某个阶段的体质状态具有相对的稳定性。

6. 动态可变性

先天禀赋决定着个体体质的相对稳定性和个体体质的特异性，后天各种环境因素、营养状况、饮食习惯、精神因素、年龄变化、疾病损害、针药治疗等，又使得体质具有可变性。

7. 连续可测性

体质的连续可测性体现在不同个体体质的存在和演变时间的不间断性，体质的特征伴随着生命自始至终的全过程，具有循着某种类型体质固有的发展演变规律缓慢演变的趋势，这就使得体质具有可预测性，为治未病提供了可能。

8. 后天可调性

体质既是相对稳定的，又是动态可变和连续可测的，这就为改善体质，防病治病提供了可能。

第2节　体质的分类

体质的分类是掌握和分析个体差异性的重要方法。由于机体的精气阴阳在生理状态下，总是处于动态的消长变化之中，从而使体质出现偏阴或偏阳的状态。因此，着眼于整体精气阴阳经络气血的偏颇，功能活动的盛衰，运用阴阳分类方法对体质进行分类是体质分类的基本方法。运用阴阳分类方法，人体的体质大致可分为阴阳平和质、偏阳质和偏阴质三类（如图6-2-1）。

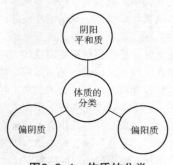

图6-2-1 体质的分类

1. 阴阳平和质

阴阳平和质，是指个体阴阳协调平衡。其体质特征包括：身体强壮，胖瘦适度；面色与肤色虽有五色之偏，但均明润含蓄；双目有神，正常面容，营养良好，食量适中，二便通畅；舌质红润，脉象缓匀有力；夜眠安和，精力充沛，反应灵敏，自身调节和对外适应能力强，性格开朗，性情平和。这种体质的人，不易感受外邪，较少患病。即使患病，多为表证，往往自愈或易于治愈，如后天

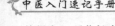

调养得宜，可获长寿。

2. 偏阳体质

偏阳体质，是指在阴阳的消长平衡中阳气偏亢或者是因为阴亏而导致阳亢。阳气偏亢受邪之后多表现为实证、热证，并易化躁伤阴，其特征包括：多见形体偏瘦，但较结实；面色多略偏红或微黑，或呈油性皮肤；性格外向，喜动好强，易急躁，自制力较差，声高息粗，食量较大，消化吸收功能健旺；平时畏热喜冷，或体温略偏高，动则易出汗，喜冷饮；唇、舌偏红，脉多偏阳；精力旺盛，动作敏捷，反应快，性欲强。易感染暑、热、风等阳邪，故皮肤易生疖疮；内伤杂病多见火旺、阳亢或见阴虚之证；易发生心悸失眠、眩晕、耳鸣及出血等病证。这类体质的人，若不注意调养，嗜食辛辣、好烟酒、纵欲过度等，则会造成阳亢、阴伤、痰火等病理性体质。

3. 偏阴体质

偏阴体质，是指具有偏于抑制、偏寒、多静等特性的体质。其特征包括：形体偏胖，但较弱，易疲劳；面色偏白而欠华；性格内向，喜静少动，或胆小易惊；精力偏弱，动作迟缓，反应较慢，食量较小，消化吸收功能一般；平时畏寒喜热，或体温偏低；性欲偏弱。易感寒、湿等阴邪，故冬天皮肤易生冻疮；内伤杂病多见阴盛、阳虚之证；容易发生湿滞、水肿、痰饮、瘀血等病证。这种体质的人，若长期不注意生活习惯，则易生水饮、痰湿、阳虚等病理性特征。

第3节 体质学说的临床应用

一、体质与发病

所谓"正气寸内，邪不可干"，邪正交争是疾病发生的根本原因。正气虚是发病的内在根据，邪气是疾病形成的外在条件，疾病发生与否，主要取决于正气的盛衰，而体质正是正气盛衰偏向的反映。因此，体质强弱决定着发病与否与发病情况。

二、体质与病因病机

1. 说明个体对某些病因的易感性

体质反映了机体自身生理范围内阴阳寒热的盛衰偏向，这种偏向性决定了个体的功能状态的不同，因而对外界刺激的反应性、亲和性、耐受性不同，也就是选择性不同，即所谓"同气相求"。因此，体质因素决定着个体对某些病邪的易感性和耐受性。

2. 阐释病变的从化

从化，即病情随病质而变化。由于体质的特殊性，不同体质类型有其潜在的、相对稳定的倾向性，即质势。人体遭受致病因素的作用时，即在体内产生相应的病理变化，而且不同致病因素具有不同的病变特点，这种病理演变趋势称为病势。质势与病势结合就会使病变性质发生改变。这种病势依附于质势，从体质而发生的转化，即从

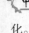

化。

3. 阐释病变的传变

传变是疾病的变化和发展趋势，是指病变部位在脏腑、经络等之间的传递转移，以及疾病性质的转化和改变。疾病传变与否，虽与邪之盛衰、治疗得当与否有关，但主要还是取决于体质因素。

三、体质与诊治

1. 指导辨证

体质是辨证的基础，体质决定疾病的证的类型。感受相同的致病因素或患同一种疾病，因个体体质的差异可表现出阴阳表里、寒热虚实等不同的证的类型，即同病异证。病因不同或疾病不同时，若体质在某些方面具有共同点时，常常可表现为相同或类似的证的类型。

2. 指导治疗

体质对治疗的指导作用主要体现在三方面：一是区别体质特征而治。体质有阴阳、强弱、偏寒偏热等的区别，治疗中常以患者的体质状态作为治疗的重要依据。对证的治疗实际上包括对体质内在偏向的调整，是治病求本的表现。二是根据体质特征注意针药宜忌。不同体质对针药治疗的反应不同。如体质强壮者对针药治疗耐受性好，而体质瘦弱者对针药治疗耐受性差，因此需要根据体质选择合适的针药治疗方法。三是兼顾体质特征重视善后调理。疾病初愈或趋向恢复时，调理时需兼顾体质特征，如体质偏阳者大病初愈，需慎食羊肉等温热之品，而体质偏阴者大病初愈时，需慎食熟地等滋腻之物。

四、体质与养生

善于养生者，就要修身养性，形神共养，以增强体质，预防疾病，增进身心健康。调摄时就要根据各自不同的体质特征，选择相应的措施和方法。如在食疗方面，体质偏阳者，进食宜凉而忌热；体质偏阴者，进食宜温而忌寒等。

第7章 病因与发病

人是一个有机的整体，人体各脏腑组织之间，以及人体内环境与外环境之间，处于不断地产生矛盾和化解矛盾的过程中，维持着对立统一的动态平衡，从而发挥人体的正常生理功能。当这种动态平衡因某种原因遭到破坏，而又未能及时自行调节恢复时，人体就会产生疾病。其中，破坏人体相对平衡状态而引起疾病的原因即为病因。

第1节 病 因

凡能破坏人体相对平衡而导致疾病发生的原因都称为病因。宋代陈无择所著的《三因极一病证方论》将病因分为"外所因""内所因"和"不内外因"三类（图7-1-1）。"外所因"，即外感病因，包括六淫和疠气。"内所因"，即内伤病因，包括内伤七情、饮食失宜、劳逸失度等。"不内外因"，即一些意外伤害。此外，在中医学中尚有一种病因，它们原本是某些疾病的病理产物，但是这些病理产物又可对人体造成新的损害，这类病因被称为"继发性病因"，主要包括痰饮、瘀血、结石等。常见病因分类及致病特点见表7-1-1。

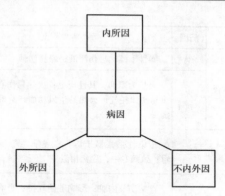

图7-1-1 病因分类

表7-1-1 常见病因及其致病特点

分类		病因	致 病 特 点
外感病因	六淫	风邪	风为阳邪,其性开泄,易袭阳位;风性善行而数变;风性主动;风为百病之长
		寒邪	寒为阴邪,易伤阳气;寒性凝滞;寒性收引
		暑邪	暑为阳邪,其性炎热;暑性升散,扰神耗气伤津;暑多挟湿
		湿	湿为阴邪,易阻遏气机,损伤阳气;湿性重浊;湿性黏滞;湿性趋下,易袭阴位

续表

分类	病因		致 病 特 点
外感病因	六淫	燥	燥性干涩，易伤津液；燥易伤肺
		火（热）	火热为阳邪，其性炎上；火热易伤心神；火热易伤津耗气；火热易生风动血；火邪易致疮疡
	疠气		传染性强，易于流行；发病急骤，病情重；致病专一，症状相似
内伤病因	七情内伤		直接伤及内脏；影响脏腑气机；影响病情变化
	饮食失宜		直接影响到脾胃功能
	劳逸失度		影响气血的充盈与运行
病理产物性病因	痰饮		阻滞气血运行；影响水液代谢；易蒙窍扰神；致病广泛，变幻多端，病势缠绵
	瘀血		易阻滞气机；影响血脉运行；影响新血生成；病位固定，病证繁多
	结石		多发于肝、胆、肾、胃、膀胱等脏腑；易阻滞气机，损伤脉络；病程较长，病情轻重不一；易致湿热为患

一、外 感 病 因

外感病因是指来源于自然界，多从肌表、口鼻侵入人体而引起疾病发生的病因。主要包括六淫和疠气。

（一）六淫

1. 六淫的概念

六淫，即风、寒、暑、湿、燥、火（热）六种外感病邪的统称。在正常情况下，风、寒、暑、湿、燥、火（热）是自然界六种不同的气候变化，是万物生长化收藏和人类赖以生存的必要条件，称为"六气"。当自然界气候变化异常，超过了人体的适应能力，或人体正气不足，抗病能力低下，不能适应自然界气候变化而导致发病时，六气则成为六淫。

2. 六淫致病的共同特点

由于六淫属于外感病的同一类病因，故其致病一般具有以下特点。

（1）外感性。六淫为病，其发病途径多从肌表、口鼻而入。如风寒湿邪易侵犯肌表，温热燥邪易从口鼻而入。

（2）季节性。六淫致病常有明显的季节性。如春季多风病，夏季多暑病等。六淫致病与时令气候变化密切相关，故又称为"时令病"。

（3）地域性。六淫致病与生活、工作的区域和环境密切相关。如西北多燥病，东北多寒病，江南多湿热病等。

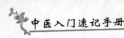

（4）相兼性。六淫邪气既可单独伤人致病，又可两种以上同时侵犯人体而为病。如风热感冒、湿热泄泻、风寒湿痹等。

（5）转化性。六淫致病，不仅可相互影响，而且在一定条件下，病机性质可以发生转化。这种转化是在疾病过程中，病邪作用于不同体质，或治疗等因素引起的证候病机性质的转化。如风、寒、湿、燥、暑可化热，甚至伤阴化燥等。

3. 六淫各自的性质和致病特点

（1）风邪的性质和致病特点。自然界中具有善动不居、轻扬开泄特性的外邪称为风邪。风为春季的主气，但四季皆有风，故风邪引起的疾病虽以春季为多，但其他季节亦可发生。风邪侵袭多自皮毛腠理而入，从而产生外风病证。

风邪的性质和致病特点：

1）风为阳邪，轻扬开泄，易袭阳位。风邪具有轻扬、升发、向上、向外的特性，故属于阳邪。其性开泄，指风邪易使腠理开张宣泄而有汗出。风邪侵袭，常伤及人体的上部（如头面）、阳经和肌表，使皮毛腠理开泄，出现头痛、汗出、恶风等症状。

2）风性善行而数变。善行，是指风性善动不居、游移不定。故风邪致病具有病位游移不定、行无定处的特征。如风寒湿三气杂至而引起的痹症，若见游走性关节疼痛，痛无定处，即为风邪偏盛的表现，称为"行痹"或"风痹"。数变，是指风邪致病变幻无常，发病迅速。如风疹常表现为皮肤瘙痒时作，疹块发无定处，此起彼伏，时隐时现等。而且，以风邪为先导的外感病，一般发病急，传变也较快。

3）风性主动。主动，是指风邪致病具有动摇不定的特征。如风邪伤人，常见颜面抽掣，或眩晕、震颤、颈项强直、角弓反张、两目上视等。

4）风为百病之长。风为百病之长，一是指风邪常兼它邪而伤人致病。故凡寒、湿、暑、燥、热诸邪，常依附于风而侵犯人体，从而形成外感风寒、风湿、风热、风燥等证。二是指风邪伤人致病最多。风邪终岁常在，且风邪伤人，无孔不入，表里内外均可伤及，易发生多种病证。风为百病之长实际上是对风特性的高度概括，正是因为风具有轻扬开泄、善行而数变、主动等特性，风邪才能成为外邪的先导而致病广泛。

（2）寒邪的性质和致病特点。自然界中具有寒冷、凝滞、收引特性的外邪称为寒邪。寒为冬季的主气，故凡在气温较低的冬季，或气温骤降，人体不注意防寒保暖，则常易感受寒邪。此外，淋雨涉水，或汗出当风，也常为感受寒邪的重要原因。

寒邪的性质和致病特点：

1）寒为阴邪，易伤阳气。寒为阴气盛的表现，故其

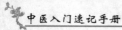

性属阴。感受寒邪，最易损伤人体阳气，即"阴胜则阳病"。阳气受损，则温煦气化作用减弱，而出现阳气衰退的寒证。如寒邪侵袭肌表，卫阳被遏，可见恶寒、发热、无汗、鼻塞等症；寒邪直中脾胃，脾阳受损，可见脘腹冷痛、呕吐、腹泻等症；心肾阳虚，寒邪直中少阴，可见恶寒蜷卧、手足厥冷、下利清谷、小便清长等症。

2）寒性凝滞。凝滞，即凝结阻滞。寒邪伤人，易使寒邪所伤之部位气血津液凝结、经脉阻滞。故阴寒之邪伤人，阳气受损，失其温煦，易使经脉气血运行不畅，甚或凝结阻滞不通，不通则痛。故寒邪是最易导致疼痛的外邪。若寒客肌表经络，气血凝滞不通，则头身肢体关节疼痛，痹症中若以关节冷痛为主者，称为"寒痹"或"痛痹"；寒邪直中脾胃，则脘腹剧痛等。

3）寒性收引。收引，即收缩牵引。寒邪侵袭人体，易使气机收敛，腠理、经络、筋脉收缩而发生牵急。如寒邪侵袭肌表，毛窍腠理闭塞，卫阳被郁不得宣泄，可见恶寒、发热、无汗等症。

（3）暑邪的性质和致病特点。暑为夏季的火热之邪，是夏季的主气，乃火热所化。六淫之中，暑邪致病的季节性最为明显，仅见于夏令。炎夏季节，气温过高，或烈日之下，长时间露天作业，或工作环境闷热，皆易感受暑热之邪而为病。

暑邪的性质和致病特点：

1）暑为阳邪，其性炎热。暑为夏季火热之气所化，火热属阳，故暑属阳邪。暑邪伤人，多表现为一系列阳热症状，如壮热、面赤、心烦、脉洪大等。

2）暑性升散，扰神耗气伤津。升，即升发、向上。暑为阳邪，其性升发，故易上扰心神，或侵犯头目，出现烦闷不宁、头昏、目眩、面赤等症状。散，指暑邪侵犯人体，可使腠理开泄而多汗。汗出过多，不仅伤津，而且耗气，故临床除可见口渴喜饮、尿赤短少等津伤症状外，还可见气短、乏力，甚至气津耗伤太过，清窍失养而突然昏倒、不省人事。

3）暑多挟湿。暑季气候炎热，且常多雨而潮湿，热蒸湿动，水气弥漫，故暑邪为病，常挟湿邪为患。故暑邪致病，除发热、烦渴等症状外，常兼四肢困倦、胸闷呕恶、大便溏泻不爽等湿滞症状。

（4）湿邪的性质和致病特点。具有水湿之重浊、黏滞、趋下特性的外邪称为湿邪。长期阴雨连绵，气候潮湿，或居处潮湿，或水中作业，或淋雨涉水，或汗出后湿衣未能及时更换等，皆易导致外感湿邪。

湿邪的性质和致病特点：

1）湿为阴邪，易阻遏气机，损伤阳气。湿与水同类，故为阴邪。湿邪致病，易伤阳气。湿邪侵及人体，最易留滞于脏腑经络，阻遏气机，使气机升降失常，经络阻滞不畅。若湿阻胸胁，气机不畅，则胸膈满闷；湿阻中焦,脾胃气机升降失常,则脘腹胀、食欲减退;湿停下焦,肾与膀胱气机不利,则小腹胀满、小便淋涩不畅。

2)湿性重浊。重,即沉重、重着,指湿邪致病出现以沉重感为特征的临床表现,如头身困重、四肢酸楚沉重等。若湿邪外袭肌表,困遏清阳,清阳不升,则头重如束布帛;若湿邪阻滞经络,关节,阳气不得布达,故可见肌肤不仁,关节疼痛重着,称为"湿痹"或"着痹"。浊,即秽浊,指湿邪为患,易呈现分泌物和排泄物秽浊不清的现象。如湿邪在上则面垢、眵多;湿滞大肠,则大便溏泻、下痢黏液脓血;湿浊下注,则小便浑浊、妇女白带过多等。

3)湿性黏滞。黏,即黏腻;滞,即停滞。湿邪的性质黏腻停滞,主要体现在两方面:一是症状的黏滞性。湿病症状多黏滞而不爽,排出物和分泌物多滞涩不畅。如痢疾大便排泄不爽,膀胱湿热的小便滞涩不畅等。二是病程的缠绵性。湿邪致病病程较长,反复发作,缠绵难愈。如湿疹、湿痹等,皆因湿而不易速愈,或反复发作。

4)湿性趋下,易袭阴位。湿为阴邪,且有趋下之势,故湿邪为病常易伤及人体下部,常见有水肿、带下、大便排泄不爽、小便不畅等症状。

(5)燥邪的性质和致病特点。具有干燥、收敛、清肃特性的外邪称为燥邪。燥为秋季的主气。燥邪为病有温燥、凉燥之分。初秋有夏热之余气，燥与温热结合而侵犯人体，则常见温燥病证；深秋有近冬之寒气，燥与寒邪结合侵犯人体，则多见凉燥病证。

燥邪的性质和致病特点：

1）燥性干涩，易伤津液。燥邪为干涩之病邪，侵犯人体，最易耗伤津液，出现阴津亏虚的症状，可见口鼻干燥、咽干口渴、皮肤干涩甚则皲裂、毛发不荣、小便短少、大便干结等。

2）燥易伤肺。肺为娇脏，喜润而恶燥。肺主气而司呼吸，与外界大气相通，又肺外合皮毛，开窍于鼻，燥邪伤人，多从口鼻而入，故最易伤损肺津，从而影响肺的宣发肃降功能，出现干咳少痰，或痰液胶黏难咯，或痰中带血，喘息胸痛等症状。

（6）火（热）邪的性质和致病特点。具有炎热特性的外邪称为火（热）邪。火热旺于夏季，但一年四季皆可发生。火热之气太过，变为火热之邪，则可伤人致病。火热均为阳盛之气所化，而温热为火之渐，火为热之极。火热可由风、寒、暑、湿、燥邪转化而来，也可由七情太过在一定条件下转化而来。

火热之邪的性质和致病特点：

1）火热为阳邪，其性炎上。火热之性燔灼升腾，属于阳邪。阳邪致病，邪气亢盛，阳盛则热，故发为实热性病证，临床多见高热、恶寒、烦渴、汗出、脉洪大等症状。火性炎上，火热之邪易侵犯人体上部，故火热病证常发生在人体上部，尤以头面部多见，如目赤肿痛、咽喉肿痛、口舌生疮等。

2）火热易伤心神。火热之邪入于营血，易影响心神，轻者心神不宁而心烦、失眠，重者可出现狂躁不安、神昏、谵语等。

3）火热易伤津耗气。火热之邪，最易迫津外泄，或灼耗阴液，使人体阴津耗伤，故火邪致病，临床表现除热象显著外，往往伴有口渴喜冷饮、咽干舌燥、小便短赤、大便秘结等津伤阴亏的症状。此外，阳热太盛，伤津耗气太过，临床又可兼见体倦乏力、少气懒言等气虚症状，重者可致全身气津脱失的气脱证。

4）火热易生风动血。生风，指火热之邪侵犯人体，燔灼肝经，耗劫津液，导致筋脉失养，易引起肝风内动的病证。临床表现为高热神昏、四肢抽搐、两目上视、角弓反张等。动血，指火热入于血脉，易迫血妄行。火热之邪侵犯血脉，轻则加速血行，甚者灼伤脉络，迫血妄行，而引起各种出血证，如吐血、衄血、便血、尿血等。

5）火邪易致疮疡。火热之邪入于血分，聚于局部，腐蚀血肉，发为痈肿疮疡。由火毒壅聚所致的痈疡，其临床表现以疮疡局部红肿热痛为特征。

（二）疠气

1. 疠气的基本概念

疠气，是一类具有强烈致病性和传染性的外感病邪，又称为"疫气""疫毒""毒气""异气""戾气""乖戾之气"等。疠气引起的疾病，称为"疫疠"，又称为"疫病""瘟病""瘟疫病"等。疠气具有强烈的传染性，主要通过空气传染，多从口鼻侵入人体而致病，也可随饮食、皮肤接触、蚊虫叮咬等途径侵入人体而致病。

2. 疠气的致病特点

（1）传染性强，易于流行。疠气具有强烈的传染性和流行性，可通过空气、食物、接触等多种途径在人群中流行传播。

（2）发病急骤，病情危重。疠气致病力强，比温邪、火热邪气致病作用更为剧烈、险恶，具有发病急骤、潜伏期短、来势迅猛、病情危重、死亡率高等特点。

（3）致病专一，症状相似。疠气致病有其专属性，一气一病，即一种疫气引起一种疫病，且症状基本一致，而感受不同疠气，则症状不同。这种不同的感染倾向和传播情况，是由疫气的特异性决定的。

3. 疠气形成与发病流行的原因

（1）气候因素。自然界气候的反常变化，如久旱、酷暑、洪涝、瘴气等，均可滋生疠气，从而导致疫病的流行。

（2）环境和饮食因素。环境卫生不良，如水源、空气污染等，均易滋生疫气。食物污染、饮食不洁等也易引起疫病的发生与流行。

（3）预防因素。预防隔离是防止疫病发生、控制其流行蔓延的有效措施。疏忽预防隔离工作，则会导致疫病的发生与流行。

（4）社会因素。社会因素对疫病的发生与流行也有一定的影响。如社会动荡不安、战乱不停、天灾、地区贫穷落后等，均能造成抗御自然灾害能力低下，而导致疫病爆发流行。

二、内伤病因

内伤病因是指因人的情志活动、生活起居和饮食劳倦等有违常度，直接伤及脏腑气血而引起疾病发生的病因，主要包括七情内伤、饮食失宜、劳逸失度等。

（一）七情内伤

1. 七情的概念

七情，指人的喜、怒、忧、思、悲、恐、惊七种正常情志变化，是人体对外界环境刺激的不同反应，属于生理范畴。若情志活动异常，超越了人体正常的适应和调节能力，或人体正气虚弱，脏腑精气虚衰，对正常情志刺激耐受力降低，而引发疾病，七情则成为病因，故称为"七情内伤"。

2. 七情与脏腑气机的关系

人的精神情志活动必须以脏腑气血作为物质基础，即情志为五脏精气所化生。《素问·阴阳应象大论》云：

"人有五脏化五气，以生喜怒悲忧恐。"可见情志活动的物质基础是五脏之精气津血。由于五脏所藏精气各有所别，故五脏所主的情志活动也各不相同。如心在志为喜，肝在志为怒，脾在志为思，肺在志为悲（忧），肾在志为恐。五脏精气的盛衰及其藏泄运动的协调，气血运行的通畅，在情志的产生变化中发挥着基础性作用。若五脏精气阴阳出现虚实变化或功能紊乱，气血运行失调，则可出现情志的异常变化。另外，情志过激或持续未解，又可导致脏腑精气阴阳功能失常，气血运行失调。

3. 七情的致病特点

七情内伤属内因，其致病主要直接影响相应脏腑，使脏腑气机逆乱，气血失调，久而脏腑精气耗伤，导致疾病的发生。其致病特点如下。

（1）直接伤及内脏。

1）七情损伤相应之脏。七情分属五脏，七情反应太过或不及均可损伤相应之脏。如过喜则伤心，过怒则伤肝，过思则伤脾，过悲则伤肺，过恐则伤肾。

2）七情首先影响心神。因心主神明，心为五脏六腑之大主，神之所舍，且心在人的精神情志活动中起着主宰作用，故七情首伤心神，使之产生异常的心理反应和精神状态。

3）数情交织，多伤心肝脾。心主血藏神，肝藏血主疏泄，脾主运化而位于中焦，是气机升降的枢纽，又为气

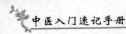

血生化之源，心肝脾在人的生理和心理活动中发挥着重要作用，故情志内伤，最易损伤心肝脾。七情内伤，既可单一情志伤人，又可两种以上情志交织伤人，如忧思、惊喜等。数情交织致病，可损伤一个或多个脏腑。如过惊过喜，既可损伤心，又可影响肾；郁怒太过，既可伤肝，又可影响心脾；忧思内伤，既可伤脾，又可影响心肺等。

4）易损伤潜病之脏腑。潜病，是指已经存在但无明显临床表现的病证。潜病之脏腑是指潜病所在的脏腑。七情内伤不仅容易损伤心肝脾三脏，而且还易损伤潜病之脏腑。如遇情志刺激，胸痹患者易出现胸闷、胸痛等症。

（2）影响脏腑气机。七情通过影响脏腑气机，使脏腑气机升降失常，气血运行紊乱而损伤内脏。不同的情志刺激，对气机的影响也有所不同。如《素问·举痛论》曰："百病生于气也，怒则气上，喜则气缓，悲则气消，恐则气下……惊则气乱……思则气结。"《医方考》云："忧则气沉，沉则气不流矣。"

1）怒则气上。怒为肝之志，过度的愤怒，可导致肝气疏泄失常，气机上逆，血随气升，并行于上。临床可见头胀头痛、面红目赤、呕血，甚至昏厥猝倒等。

2）喜则气缓。喜为心之志，正常情况下，喜能缓解精神紧张，使营卫通利，心情舒畅，血脉畅通。过喜伤及心神，使心气涣散，神不守舍，而出现精神不集中，甚则失神狂乱等。

3）悲则气消。悲为肺之志，过度的悲哀可损伤肺气，使肺气消耗，意志消沉。临床可见气短声低、倦怠乏力、精神萎靡不振等。此外，忧亦为肺之志，忧则气沉，忧虑过度不能自释，容易伤肺，导致肺气郁滞不舒。临床可见心情沉重、闷闷不乐、精神不振、胸闷、气短等表现。

4）恐则气下。恐为肾之志，过度恐惧，可使肾气不固，气泄于下。临床可见二便失禁，甚则面白、昏厥、遗精等症。

5）惊则气乱。突然受惊吓，致使心无所倚，神无所归，虑无所定。临床可见心悸、惊慌等表现。

6）思则气结。思为脾之志，思虑劳神过度，伤神损脾，以致气机郁结，脾运化无力，胃受纳腐熟失职。临床可见食欲减退、脘腹胀满、大便溏泄等症。

（3）影响病情变化。七情变化对疾病有两方面的影响：一是有利于疾病康复。情绪积极乐观，七情反应适当，有利于病情的好转乃至痊愈。二是诱发疾病发作或加重病情。在许多疾病过程中，若患者出现较剧烈的情志波动，往往会使病情加重，或急剧恶化。如高血压患者，若遇事恼怒，肝阳暴张，血压会迅速升高发生眩晕，甚则突然昏仆、不省人事、半身不遂、口舌歪斜等。

（二）饮食失宜

饮食是维持生命活动最基本的条件。正常合理饮食所化生的水谷精微能够生成水谷精微和气血津液，以濡养全身。如果饮食不节，饮食不洁，或饮食偏嗜，则易导致疾病的发生。饮食失宜主要包括以下三个方面。

1. 饮食不节

正常的饮食，应以适量为宜。过饥则摄入无足，气血生化乏源，久则气血虚衰，临床可见面色无华、气短心悸、神疲乏力等表现，亦可出现正气虚弱，抵抗力下降而继发其他病证。过饱或暴饮暴食，摄入食物超过了脾胃的运化受纳能力，可导致脾胃损伤，饮食停滞，而出现脘腹胀满、嗳腐吞酸、厌食吐泻等症。

2. 饮食不洁

进食不洁食物，可引起多种肠道疾病、寄生虫病或其他疾病。肠道疾病常出现腹痛、吐泻、痢疾等表现；若引起寄生虫病（如蛔虫、蛲虫、绦虫等），临床可见腹痛、嗜食异物、面黄肌瘦等表现；若进食腐烂变质或有毒食物，常出现剧烈腹痛、吐泻等症状，重者可出现神志昏迷，甚至死亡。

3. 饮食偏嗜

饮食品种多样化，才能满足人体对各种营养成分的需求。若任其偏嗜，如厌食蔬果、饮食偏寒或偏热、过食肥甘、过食辛辣、过酸过咸等，均可引起某种营养物的缺乏，致使机体阴阳偏盛偏衰，从而导致疾病的发生。

（三）劳逸失度

正常的劳作，有助于气血流通，增强体质；适当的休息，可以消除疲劳，恢复体力和脑力。劳逸结合有利于身体健康，一般不会导致疾病发生，只有在劳逸失度时，才会损伤机体而引发疾病。劳逸失度，包括过劳和过逸两方面。

1. 过劳

过劳，是指过度劳累，也称劳倦所伤，包括劳力过度、劳神过度和房劳过度三个方面。

（1）劳力过度，是指较长时间的过度用力，劳伤形体而积劳成疾，或因病后体虚，勉强劳作而致病。劳力过度则伤气，久之则气少力衰，精神疲惫，四肢困倦，懒于言语。

（2）劳神过度，是指长期用脑过度，思虑劳神而积劳成疾。由于心藏神，脾主思，血是神志活动的物质基础，故用神过度，长思久虑，则易耗伤心血，损伤脾气，以致心神失养而心悸、健忘、失眠、多梦，脾失健运而纳呆、腹胀、便溏等。

（3）房劳过度，是指性生活不节，房事过度。肾藏精，主封藏，肾精不宜过度耗泄。若房事过频，耗伤肾精，可出现腰膝酸软、眩晕耳鸣、精神萎靡、性功能减退，男子遗精、阳痿早泄，女子月经不调、带下过多等症。

2. 过逸

过逸，是指过度安逸，包括体力过逸和脑力过逸。过度安逸致病的特点主要包括：一是安逸少动，气机不畅。长期运动过少，则气机失于畅达，脾胃等脏腑功能活动呆滞不振，而出现食少、腹胀、肢困、肌肉软弱或发胖臃肿等。二是阳气不振，正气虚弱。过度安逸，阳气失于振奋，脏腑组织功能减退，体质虚弱，抗病能力低下，常见动则心悸、气喘汗出、易感等。三是长期用脑过少，加之阳气不振，可致神气衰弱、精神萎靡、健忘等。

三、病理产物性病因

病理产物性病因，是指继发于其他病理过程而产生的致病因素。在疾病过程中，由于某些病因的作用，引起气血津液代谢失调等病理变化，形成病理产物；病理产物一旦产生，又可成为新的病证发生的原因。因其具备病理产物和病理因素双重特征，故称为病理产物性病因，主要包括痰饮、瘀血、结石三大类。

（一）痰饮

痰饮是机体水液代谢障碍所形成的病理产物。一般较稠浊者称为痰，较清稀者称为饮。痰可分为有形之痰和无形之痰。有形之痰，是指视之可见，闻之有声的痰液，如咳嗽吐痰、喉中痰鸣等，或指触之有形的痰核；无形之痰，是指只见其征象，不见其形状的痰病，如眩晕、癫狂等，但可通过其致病特点和临床症状分析而确定。饮的流动性较大，可留积于人体脏器组织的间隙或疏松部位。根据饮停留部位的不同，可分为痰饮、悬饮、溢饮、支饮等。

1. 痰饮的形成

痰饮多因外感六淫、七情内伤或饮食不节等使脏腑功能失调，气化不利，导致津液代谢障碍，水液停聚而成。肺、脾、肾、肝及三焦等脏腑对津液代谢起着重要作用，故痰饮的形成多与肺、脾、肾、肝及三焦等脏腑的功能失常密切相关。

2. 痰饮的致病特点

（1）阻滞气血运行。痰饮为有形之邪，可随气而行，或留滞于脏腑，或停滞于经脉，阻滞气机，妨碍血行。

（2）影响水液代谢。痰饮本为水液代谢失常的病理产物，而痰饮一旦形成，又作为一种继发性致病因素，反作用于人体，进一步影响肺、脾、肾等脏腑的功能活动，影响水液代谢。

（3）易蒙窍扰神。痰浊为病，随气上逆，尤易蒙蔽清窍，扰乱心神，使心神活动失常，而出现一系列心神失常的病证。

（4）致病广泛，变幻多端，病势缠绵。痰饮随气而行，内至五脏六腑，外达四肢百骸、肌肤腠理，可停滞而致多种疾病。由于其致病面广，发病部位不一，又易于兼邪致病，因而在临床上形成的病证繁多，症状十分复杂，故有"百病多由痰作祟"之说。此外，痰饮为病，病程较长，治疗困难，常反复发作，缠绵难愈。

（二）瘀血

瘀血，是指体内血液停滞而形成的病理产物。瘀血一旦形成，就成为一种致病因素。

1. 瘀血的形成

瘀血形成原因主要有两个方面：一是由于气虚、气滞、血寒、血热等原因，使血行不畅而凝滞；二是由于外伤、气虚失摄或血热妄行等原因造成血离经脉，积存体内而形成瘀血。

2. 瘀血的致病特点

（1）易阻滞气机。血为气之母，血能载气，因而瘀血一旦形成，必然影响和加重气机郁滞。瘀血与气滞相互影响，互为因果，形成恶性循环，还可引发更为错综复杂的病机变化。

（2）影响血脉运行。瘀血是血液运行失常的病理产物。而瘀血形成之后，无论是瘀滞于脉内，还是留积于脉外，均可影响心、肝、脉等脏腑的功能活动。

（3）影响新血生成。瘀血阻滞体内，日久不散，则会严重影响气血的运行。而气血运行失常，脏腑失于濡养，功能失常，势必影响新血的生成。

（4）病位固定，病证繁多。瘀血一旦停滞于某脏腑组织，多难以及时消散，故其致病具有病位相对固定的特

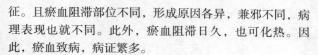

征。且瘀血阻滞部位不同，形成原因各异，兼邪不同，病理表现也就不同。此外，瘀血阻滞日久，也可化热。因此，瘀血致病，病证繁多。

（三）结石

结石，是指多种原因引起的体内某些物质代谢异常而形成的砂石样病理产物。

1. 结石的形成

结石主要是由于脏腑本虚，湿热浊邪乘虚而入，蕴郁积聚不散，或湿热煎熬日久而成。常因饮食不当、情志内伤、服药不当、体质差异等因素而引发。

2. 结石的致病特点

（1）多发于肝、胆、肾、胃、膀胱等脏腑。肝胆主胆汁的生成与疏泄，胃主食糜通畅下降，肾和膀胱主尿液生成与排泄。若胆汁、食物、尿液等排泄不畅，则气机阻滞，水停血瘀，浊物凝聚，易酿成结石。故肝、胆、肾、胃、膀胱等为结石易成之部位。

（2）易阻滞气机，损伤脉络。结石为有形实邪停滞，最易阻滞气机，见局部胀痛、津液停聚等。伤及脉络者，可致出血。

（3）病程较长，病情轻重不一。结石多为湿热内蕴，日久煎熬而成，大多形成过程缓慢。结石的大小不等，停留部位不同，临床症状差异大，病情轻重不一。

（4）易致湿热为患。结石本由脏腑亏虚、湿热浊邪蕴

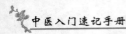

结或煎熬日久而成，一旦形成，患者又易感湿热邪气，或内生湿热之邪。

痰饮、瘀血、结石三种病理产物性病因，既相互区别，又相互影响。痰饮停聚，阻滞气血，可形成瘀血、结石；瘀血、结石内阻，亦可影响水液代谢，从而形成痰饮。临床上常有痰瘀并见、痰饮结石相兼等病变。

四、其他病因

导致疾病发生的原因，除了外感病因、内伤病因和病理产物性病因，还有外伤、寄生虫、药邪、先天因素等，既不属于外感内伤，又不属于病理产物，故称为其他病因。

（一）外伤

外伤是指外力或其他外在因素作用于人体引起的损伤。外伤类型较多，有外力损伤、烧烫伤、冻伤、虫兽所伤等。外伤病证，种类不同，表现各异。

1. 外力损伤

外力损伤包括枪弹伤、金刃伤、跌打损伤等原因引起的损伤，轻者损伤皮肤、肌肉、筋骨，见局部瘀血肿痛、出血、筋伤、骨折等；重者损伤内脏，见出血、昏迷、抽搐、虚脱等。

2. 烧烫伤

烧烫伤多由沸水、沸油、烈火、蒸汽等烧烫后引起，属于火毒为患。轻者损伤肌肤，见局部红、肿、热、痛，或起水泡；重者损伤肌肉筋骨，创面呈皮革样，或蜡白、或焦黄，或炭化，痛觉消失；更甚者创面过大，津液亏损，火毒内攻脏腑，出现烦躁、发热、口渴等症，甚至尿少、尿闭，导致死亡。

3. 冻伤

冻伤是指低温引起的全身性或局部性损伤，属寒毒为患。全身性冻伤因阴寒过盛，全身阳气尽损，不能温煦，血行不通，见体温下降、蜷缩寒战、遍身逆冷、面色苍白、唇舌爪甲青紫、呼吸微弱、脉细迟。如不及时救治，易致死亡。局部冻伤，多发生于手足、耳郭、鼻尖和面颊，初起见局部苍白、寒冷麻木，继而肿胀、青紫、痒痛灼热，或起水泡，破溃后易感染成冻疮。

4. 虫兽伤

虫兽伤多由毒虫、毒蛇、疯狗及猛兽撕咬所致。轻者见局部肿痛、溃破出血，重者损及内脏，可因出血过多而死亡。毒蛇咬伤后出现全身中毒症状，如不及时救治可致死亡。疯狗咬伤，初起仅见局部疼痛、出血，有的伤口愈合后，经一段潜伏期，可出现烦躁、惶恐不安、牙关紧闭、抽搐、恐水等症，多不治而亡。

（二）寄生虫

人体常见的寄生虫有蛔虫、蛲虫、绦虫、钩虫、血吸虫等。寄生虫寄居于人体内，不仅消耗人体气血津液等营养物质，而且影响脏腑功能，导致疾病发生。蛔虫、钩虫、蛲虫、绦虫、血吸虫等致病的共同特点为腹痛、面黄肌瘦。不同寄生虫感染的鉴别要点有所不同。

（三）药邪

药邪，是指因药物加工或使用不当而引起疾病发生的一类致病因素。药邪形成的原因包括用药过量、炮制不当、配伍不当、用法不当、滥用补药等。药邪的致病特点为中毒、过敏和加重病情，变生他疾。

（四）先天因素

先天因素，是指未出生前已经潜伏着的可致病的因素。包括源于父母的遗传性病因和胎儿孕育期及分娩时所形成的病因。先天因素一般分为胎弱和胎毒两个方面。

第2节 发 病

发病是指疾病的发生或复发。发病学是研究疾病发生的基本原理、途径、类型和影响疾病发生的因素的理论。

一、发病原理

疾病发生的机制错综复杂，概括而论，不外乎正气与邪气两种力量的相互抗争的过程。正气，是指人体的机能活动及其产生的抗病、康复能力；邪气，泛指一切致病因素。正邪相争，是指疾病发生及其演变过程中，机体的抗病能力与致病邪气之间的相互斗争，正能胜邪则不发病，正不能胜邪则发病。正邪相争，是疾病发生、发展、变化、预后全过程的最基本和最核心的机制。任何疾病的发生都是在一定的条件下，正邪相争、正不胜邪的结果。正气虚是发病的基础，邪气盛是发病的条件。

1. 正气不足是发病的内在根据

（1）正气存内，邪不可干。人体正气旺盛，气血充盈，卫外功能正常，则病邪难以侵入，或邪气毒力较弱，正气足以抗邪，虽有侵袭，亦不能导致发病。若机体脏腑、经络、器官等生理功能失常，超过正常范围，导致正气虚衰，抗病能力低下，不足以抗邪，或邪气乘虚而入，即正不胜而发病。

（2）邪之所凑，正气必虚。正气虚弱是发病的必要条件。机体脏腑组织生理功能低下，抗邪防病和修复再生能力不足，或邪气致病毒力过强，超过正气的抗病能力，正气相对较虚，均可导致邪气入侵，人体阴阳失调，气血功能紊乱，脏腑经络功能发生障碍，从而发生疾病。

2. 邪气侵袭是发病的重要条件

邪气作为发病的重要因素，与疾病的发生密切相关。首先，邪气是发病的外因。其次，邪气是决定和影响发病性质、特征和证型的重要原因。不同邪气侵袭人体，必然表现出不同的发病方式、特征、证候类型等。第三，邪气影响病位及病情、预后等。邪气性质与致病特征、受邪轻重与发病部位、病势轻重、预后良好与否高度相关。第四，在某些特殊情形中，邪气在发病中还起主导作用。如烧伤、冻伤、疫疠、毒蛇咬伤、食物中毒等，即便正气强盛，也不可避免耗损而发病。

3. 邪正相争的变化决定发病与否

邪正相搏贯穿了疾病的全过程，不仅影响疾病的发生，而且关系到疾病的发展和预后。

（1）正胜邪则不发病。邪气侵袭机体，若正气充足，抗邪有力，则病邪难以入侵，或入侵后被正气祛除于外，机体免受邪气伤害，则不发病。

（2）邪胜正则发病。在正邪相争的过程中，若正气虚弱，抗邪无力，或邪气太盛，超过正气抗邪能力，正气相对不足，邪胜正负，从而使脏腑、经络等功能失常，精、气、血、津液、神失调，气机逆乱，发而为病。

发病之后，由于邪气性质的不同、感邪轻重的差异、病位深浅的差别以及正气强弱状态的有别，可以产生证候类型、病变性质、病情轻重、预后转归等不同的复杂证候。通常正气强盛，邪正相争剧烈，多形成表证、实证、热证、阳证；正气虚弱，抗邪无力，多形成里证、虚证、寒证、阴证。感受阳邪，易形成实热证、热证；感受阴邪，易形成实寒证。感邪轻浅，正气强盛，病位多表浅，病势多轻，预后良好；感邪深重，正气不足，病位多深，病势多重，预后不良。最后，疾病还与病邪所中的部位高度相关。病邪侵袭人体，有停留于皮毛的，有阻滞于经络的，有沉着于骨骼的，有直中脏腑的，病位不同，病证不可穷尽。

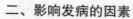

二、影响发病的因素

疾病的发生不仅与人体内环境的正气、体质、心理等因素密切相关，还与外环境的气候、地理、社会文化等息息相关。

1. 环境与发病

环境，指与人类生存密切相关的自然环境与社会环境，主要包括气候变化、地域因素、生活工作环境、社会环境等。这些因素均可形成病邪或导致正气不足而影响发病。

2. 体质与发病

体质对发病的影响主要体现在：一是在发病中可决定发病的倾向。如体质虚弱，则易感邪发病，且发病后易形成虚实夹杂之证。二是决定着机体对某种病邪的易感性。如阳虚之体，较易感受寒邪，阴虚之体，较易感受热邪。三是决定某些疾病发生的证候类型。如感受湿邪，阳虚者易寒化成寒湿病变，阳盛者易热化成湿热病变等。

3. 精神状态与发病

精神状态能影响内环境的协调平衡，故能影响发病。精神状态佳，情志舒畅，气机条达，气血调和，脏腑功能旺盛，则正气强盛，邪气难以入侵，或虽受邪也较易恢复。

三、疾病发生、发展的一般规律

由于邪气侵入机体有一定的途径，正邪之间的力量对

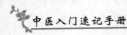

比亦有盛衰消长的变化，因此在整个疾病过程中就产生了各个不同的发展阶段，而在发病途径、病变部位以及疾病的传变等方面，都存在着发生、发展的一般规律。

1. 发病途径及病变部位

疾病的发生途径，大致有三方面：一是病由外入，即病邪由外邪侵袭机体，其侵袭途径则有由皮毛经经络入脏腑而发病，或由口鼻而入；二是病由内生，主要是精神刺激、饮食、房室、劳逸所伤，以及年老体衰等因素作用于机体，导致机体对周围环境的适应能力低下，从而使脏腑组织气血的功能失调、紊乱或减退，因而导致病由内生；三是外伤致病，主要指跌仆、刀枪、虫兽伤等意外伤害，使机体皮肉经络破损，气血亏耗，亦可导致脏腑组织气血阴阳功能紊乱而发病。

2. 疾病的发展与传变

人体皮表肌肉与内脏之间、各脏腑组织器官之间，都是以经络系统为联络通路而发生影响的。因此，在疾病的发展过程中，发生于机体任何一个部位的病变，都可通过经络发生表里、上下及脏腑之间的传变。

（1）表里相传。病邪侵入人体，常由皮毛肌表通过经络由表传里，再传至脏腑；另外，体内脏腑发生病变后，其病邪也可由里达表，在体表皮肤表现出各种不同的病理反应。

（2）上下相传。不同性质的外邪，常由机体或上或下的不同部位，循其不同途径而侵袭人体。虽然侵袭部位有所不同，但是人体作为一个有机整体，依然可以通过经络发生上下传变，反映出整体的病理反应和证候。

（3）脏腑相传。脏腑病变可通过经络的联系，彼此发生影响，一般有如下几种可能：一是一脏功能太过可以影响相关脏腑，从而使该脏腑功能失调。如肝气亢逆，可使脾的运化功能失调，出现腹痛、泄泻等症。二是一脏功能不及可以使另一脏功能失调或不足。如脾气虚损，可导致肺气不利，宣肃失职，甚至肺气虚弱，出现气短、语声低微、咳嗽、咳痰等症。三是一脏病变可循经传至与其互为表里的脏腑，使该脏功能亦发生紊乱。如心火可以循经下移小肠，脾虚可导致胃纳失职等。

四、发病类型

发病类型主要有以下几种（如图7-2-1）。

1. 卒发

卒发又称为顿发、感邪即发，即感邪后立即发病。多见于新感病邪较盛，或情志剧变，或毒物所伤，或外伤，或感受疠气等。

2. 徐发

徐发，又称为缓发，即感邪后缓慢发病。徐发多见于内伤病邪气致病，如思虑过度、房事不节、忧愁不解、嗜酒成癖等，引起机体渐进性病理改变，而逐渐出现临床症状。也可见于感受湿邪，其性黏滞重浊，起病多缓。正气不足之人，若感邪较轻，也可徐发。

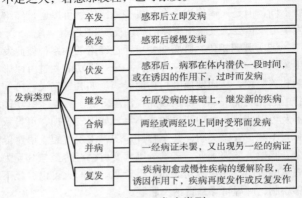

发病类型	卒发	感邪后立即发病
	徐发	感邪后缓慢发病
	伏发	感邪后，病邪在体内潜伏一段时间，或在诱因的作用下，过时而发
	继发	在原发病的基础上，继发新的疾病
	合病	两经或两经以上同时受邪而发病
	并病	一经病证未罢，又出现另一经的病证
	复发	疾病初愈或慢性疾病的缓解阶段，在诱因作用下，疾病再度发作或反复发作

图7-2-1　发病类型

3. 伏发

伏发，指感受邪气后，不立即发病，病邪在体内潜伏一段时间，或在诱因的作用下，过时而发病。多见于外感性疾病如感受温热邪气，或外伤所致的肌肤破损，经过一段时间，发为破伤风、狂犬病等。伏邪发病时，病情一般较重且多变。

4. 继发

继发，指在原发病的基础上，继发新的疾病。特点是新的疾病与原发病在病理上有密切联系。如肝阳上亢所致的脑卒中等。

5．合病

合病之说，首见《伤寒论》，指外感病初起时两经同时受邪而发病，如太阳少阳合病。

6．并病

并病，指一经（某一部位）病证未罢，又出现另一经（另一部位）的病证。

7．复发

复发，指疾病初愈或慢性疾病的缓解阶段，在某些诱因的作用下，引起疾病再度发作或反复发作的一种发病形式。机理是余邪未尽，正气未复，或慢性病变宿根未除，均可在诱因的作用下引起复发。诱因常有外感致复、食复、劳复、药复、情志致复等。

第8章 病 机

病机，乃疾病的关键。人们其应用中医理论，分析疾病的表象，从而获得疾病发生、发展的内在本质及疾病的传变规律。病机学说，是研究疾病的发生、病变及传变的机理，揭示其规律的基础理论。

第1节 基 本 病 机

基本病机，指机体受致病因素侵袭或影响所产生的基本病理反应，是病机变化的一般规律，是分析和认识各类疾病的病证的理论基础。基本病机主要包括邪正盛衰、阴阳失调、气血失常和津液代谢失调（如图8-1-1）。

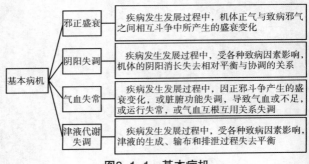

基本病机	邪正盛衰	疾病发生发展过程中，机体正气与致病邪气之间相互斗争中所产生的盛衰变化
	阴阳失调	疾病发生发展过程中，受各种致病因素影响，机体的阴阳消长失去相对平衡与协调的关系
	气血失常	疾病发生发展过程中，因正邪斗争产生的盛衰变化，或脏腑功能失调，导致气血不足，或运行失常，或气血互根互用关系失调
	津液代谢失调	疾病发生发展过程中，受各种致病因素影响，津液的生成、输布和排泄过程失去平衡

图8-1-1 基本病机

一、邪正盛衰

邪正盛衰，是指在疾病发生、发展的过程中，机体正气与致病邪气之间相互斗争中所发生的盛衰变化。正邪斗争的结果，不仅决定着发病与否，而且还决定着病证的虚实变化，并影响着疾病的转归。

（一）邪正盛衰与虚实变化

《素问·通评虚实论》曰："邪气盛则实，精气夺则虚。"指出实与虚病机的实质。在疾病发生、发展的过程中，正气和邪气双方不断斗争，在力量对比上发生着消长盛衰的变化。一般而言，正气增长而旺盛，则会促使邪气消退；邪气增长而亢盛，则会损耗正气。随着体内邪正双方的消长盛衰，机体便形成了病症的虚实变化。

实，主要指邪气亢盛，是以邪气亢盛为矛盾主要方面的一种病机变化。实的病机特点是邪气亢盛，正气未衰。此时致病邪气和机体正气都比较强盛，致病邪气欲侵入人体致病，但机体正气旺盛，积极与邪抗争。正邪相搏，斗争剧烈，反应明显，临床表现为一系列病理性反应比较剧烈的、有余的证候，即谓之实证。实证常见于外感六淫，或者由痰、食、水、血等滞留体内致病的初期和中期。如痰涎壅盛、食积不化、水湿泛滥、瘀血内阻等病变，以及壮热、狂躁、声高气粗、腹痛拒按、脉实有力等症状，均属于实证的范畴。

虚，主要指正气不足，是以正气虚损为矛盾主要方面

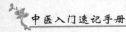

的一种病机变化。虚的病机特点是正气亏虚，抗病能力低下。此时机体的气血津液和脏腑经络等生理功能较弱，抗病能力低下，因而机体正气与致病邪气的斗争，难以出现较剧烈的病理性反应，临床表现为一系列虚弱、衰退和不足的证候，即谓之虚证。虚证多见于素体虚弱或疾病的后期，以及多种慢性病证。如大病、久病消耗精气，大汗、吐利、大出血耗伤人体气血津液，均可导致正气虚弱，而出现神疲体倦、心悸、气短、自汗、盗汗，或五心烦热，或畏寒肢冷，脉虚弱无力等虚弱症状。

邪正的消长盛衰，不仅可以产生单纯的虚或实的病机变化，而且在某些长期的、复杂的疾病中，往往又多见虚实错杂、虚实真假以及虚实相互转化的病机变化。因正气不足，无力驱邪外出，或正虚，而内生痰饮、瘀血等病理产物的凝结阻滞，均可导致疾病的由实转虚或因虚致实的转化，同时导致疾病的正虚邪实、正衰邪恋等虚实夹杂的复杂病机变化。

总之，在疾病的发生和发展过程中，病机的虚和实是相对而不是绝对的。由实转虚、因虚致实和虚实夹杂，常常是疾病发展过程中的趋势。因此，在临床上不能以静止的、绝对的观点来对待虚和实的病机变化，而应以能动的、相对的观点来把握虚实变化。

（二）邪正盛衰与疾病转归

在疾病的发生、发展及转归的过程中，由于正邪相互斗争，从而使双方力量对比不断产生消长盛衰变化。这种变化对于疾病的发展趋势及转归起着决定性的作用。一般情况下，由于正气不虚，具有抗御病邪的能力，能逐渐战胜病邪，而使疾病好转或痊愈。但是，若正气抗御病邪的能力低下，邪气日益滋长，而使疾病日趋恶化，甚则导致死亡。

1. 正胜邪退

正胜邪退，指在正邪消长盛衰的发展过程中，疾病向好转和痊愈方面转归的一种结局，也是最常见的一种转归。这是因为机体的正气相对充盛，抗御病邪的能力较强，或因得到及时而正确的治疗，邪气难以进一步发展，病邪对机体的损伤得到有效控制。以上两种情况，均可使机体受损的脏腑、经络等组织逐渐得到修复，气血津液等被耗伤的物质也逐渐得到充实，机体的阴阳在新的基础上又获得了新的平衡，疾病即告痊愈。如六淫所致的外感疾病，邪气从皮毛或口鼻而侵袭机体，若机体正气尚足，抗御病邪的能力较强，则不仅能阻断病情的进一进发展，使病变局限在肌表或经络，而且可在机体正气抗御病邪的作用下，一经发汗解表治疗，驱邪外出，邪去而营卫和调，疾病痊愈。

2. 邪胜正衰

邪胜正衰，指在邪正消长盛衰发展过程中，疾病向恶化甚至死亡方面转归的一种结局。这是因为机体的正气虚

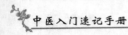

弱,抗邪无力,或因邪气过于强盛,严重损伤机体正气,致使机体抗御病邪的能力日趋低下,而无法制止邪气的致病作用及其进一步的发展,从而导致机体受到的病理性损害日趋严重,病情因而趋向恶化和加剧。而当人体正气衰竭,邪气独盛,气血、脏腑、经络等生理功能衰惫,阴阳离决,则机体的生命活动亦告终止而死亡。如在外感热病过程中,随着亡阴、亡阳等证候的出现,机体向疾病恶化甚至死亡的方向发展。

此外,若在邪正消长盛衰的过程中,邪正双方的力量对比势均力敌,出现邪正相持或正虚邪恋,邪去而正气不复等情况,则常常是许多疾病由急性转为慢性,或遗留某些后遗症,或慢性病持久不愈的原因之一。

二、阴阳失调

阴阳失调,是指机体在疾病的发生发展过程中,由于各种致病因素的影响,导致机体的阴阳消长失去相对平衡与协调的关系,从而形成阴阳偏盛偏衰,或阴不制阳、阳不制阴,互损,格拒,亡失的病理状态。同时,阴阳失调又是脏腑、经络、气血等关系失调,以及表里出入,上下升降等气机失常的概括。由于各种致病因素作用于人体必须通过机体内部阴阳失调才形成疾病,所以阴阳失调又是疾病发生、发展的内在根据。

在正常情况下,阴阳两者之间相互制约、相互转化,既对立又统一,维持着相对动态平衡,然而在某种致病因素的作用下，脏腑、经络、气血津液等生理活动发生异常改变，导致阴阳平衡失调，就会发生疾病。阴阳失调的病理变化甚为复杂，但其主要表现不外乎阴阳偏盛、阴阳偏衰、阴阳互损、阴阳格拒，以及阴阳亡失等几个方面。

（一）阴阳偏盛

在疾病过程中，阴邪或阳邪亢盛所引起的病理变化，属"邪气盛则实"的实证。阳邪侵入人体，机体阴气与之相搏，邪胜则病成，形成阳偏盛。阴邪侵入人体，机体阳气与之抗争，邪胜则病成，可形成阴偏盛。阴阳是相互制约的。阳长则阴消，阳长则阳消，阳偏盛必然会制约阴，而导致阴偏衰，阴偏盛也必然会制约阳导致阳偏衰，故《素问·阴阳应象大论》说："阳胜则阴病，阴胜则阳病。"

1. 阳偏盛

阳偏盛，指机体在疾病过程中，所出现的一种阳气偏盛、机能亢奋、热量过剩的病理状态。病机特点多表现为阳盛而阴未虚的实热证。阳偏盛多由感受温热阳邪，或虽感受阴邪，但从阳化热，或由情志内伤，五志过极而化火，或因气滞、血瘀、食积等郁而化热所致。阳偏盛表现为热、动、燥之象，如壮热、面红、目赤等，故有"阳胜则热"之说。

2. 阴偏盛

阴偏盛，指机体在疾病过程中所出现的一种阴气偏盛、机能障碍或减退、产热不足、病理性代谢产物积聚的病理状态。病机特点多表现为阴盛而阳未虚的实寒证。阴偏盛多由感受寒湿阴邪，或过食生冷，寒滞中阻，阳不制阴而致阴寒内盛。阴偏盛表现为寒、静、湿之象，如形寒、肢冷、舌淡等，故有"阴胜则寒"之说。

（二）阴阳偏衰

阴阳偏衰，指人体阴阳二气中某一方虚衰不足的病机变化，属"精气夺则虚"的虚证。既包括了机体的气血津液等基本物质的不足及其生理功能的减退，也包括了脏腑经络等生理功能的减退和失调。其特点为阴或阳的一方偏衰不足，导致另一方相对偏盛，从而形成"阳虚则寒"的虚寒证，或"阴虚则热"的虚热证。

1. 阳偏衰

阳偏衰，即阳虚，指机体阳气虚损、机能减退或衰弱、热量不足的病理状态。病机特点多表现为机体阳气不足，阳不制阴，阴相对亢盛的虚寒证。多因先天禀赋不足，或后天饮食失养和劳倦内伤，或久病损伤阳气所致。阳虚多以脾肾阳虚为主，由于肾阳为诸阳之本，故肾阳虚在阳偏虚的病机中占有极其重要的地位。"阳虚则寒"，由于阳气虚衰不能制阴，阳气的温煦功能因之减退，从而形成阴寒内盛，表现为面色㿠白、喜静蜷卧、畏寒肢冷、小便清长、下利清谷、舌淡脉迟等。

2. 阴偏衰

阴偏衰，即阴虚，指机体精血津液等物质损耗、阴不制阳，导致阳相对亢盛、机能虚性亢奋的病理状态。病机特点多表现为阴液不足，以及滋养宁静功能减退，形成阳相对偏盛的虚热证。多由阳邪伤阴，或因五志化火伤阴，或因久病耗伤阴液所致。阴虚一般以肝肾阴虚为主，肾阴为诸阴之本，故肾阴虚在阴偏衰的病机中占有极其重要的地位。"阴虚则热"，由于阴液不足不能制约阳气，从而形成阴虚内热、阴虚火旺和阴虚阳亢，表现为五心烦热、骨蒸潮热、面红消瘦、盗汗、咽干口燥、舌红少苔、脉细数无力等。

（三）阴阳互损

阴阳互损，指阴或阳任何一方虚损，病变发展影响相对的一方，形成阴阳两虚的病机。在阴虚的基础上，导致阳虚，称为阴损及阳；在阳虚的基础上，导致阴虚，称为阳损及阴。阴阳互损，形成阴阳两虚的病机变化，临床上应仔细分析其先后主次的区别。

1. 阴损及阳

阴损及阳，指由于阴液亏损，累及阳气生化不足或无所依附而耗散，从而在阴虚的基础上引起阳虚，形成了以阴虚为主的阴阳两虚的病理状态。如临床上常见的肝阳上亢，其病机主要为水不涵木的阴虚阳亢，病情进一步发展，肾中精气的损耗累及肾阳，继而出现畏寒、肢冷、

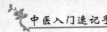

面色㿠白、脉沉弱等阳虚症状，转化为阴损及阳的阴阳两虚证。

2. 阳损及阴

阳损及阴，指由于阳气虚损，导致阴液的生化不足，从而在阳虚的基础上引起阴虚，形成了以阳虚为主的阴阳两虚的病理状态。如临床上常见的水肿证，其病机主要为阳气不足，气化失司，津液停聚，水湿内生而溢于肌肤，病情进一步发展，可因阴无阳生而日益亏耗，而见消瘦、烦躁火旺、瘾疲等阴虚症状，转化为阳损及阴的阴阳两虚证。

（四）阴阳格拒

阴阳格拒，指在阴阳偏盛的基础上，由于阴阳双方之间相互排斥而出现寒热真假的一类病机。包括阴盛格阳和阳盛格阴两方面。

1. 阴盛格阳

阴盛格阳，指阴寒之邪壅盛于内，逼迫阳气浮越于外，使阴阳之气不相顺接而相互格拒的一种病理状态。阴寒内盛是疾病的本质，但由于格阳于外，临床可见面红、烦热、口渴、脉大等假热之象，故称其为真寒假热之证。

2. 阳盛格阴

阳盛格阴，指邪热郁闭于里，阳气被遏，不能外达于肢体而格阴于外的一种病理状态。阳盛于内是疾病的本质，但由于格阴于外，临床可见四肢厥冷、脉象沉伏等假寒之象，故称为真热假寒之证。

（五）阴阳亡失

阴阳亡失，包括亡阳和亡阴，指机体的阴液或阳气突然大量丢失，导致生命垂危的一种病理状态。

1. 亡阳

亡阳，指机体的阳气突然大量脱失，导致全身机能突然严重衰竭的一种病理状态。多因耗气太多，过用汗、吐、下等治法，大量失血等状况下，阳气在严重耗散的基础上突然外越所致。表现为面色苍白、四肢厥冷、肌肤不温、冷汗淋漓、精神萎靡、畏寒蜷卧、呼吸微弱、脉微欲绝等危象。

2. 亡阴

亡阴，指机体的阴液突然大量消耗或丢失，导致全身机能严重衰竭，以致生命垂危的一种病理状态。亡阴多由于热邪炽盛，或邪热久留，大量煎灼阴液所致，亦可因长期慢性消耗等因素，大量耗损阴液而致。亡阴证表现为面颧潮红、恶热、大汗味咸而黏、烦躁不安、口渴欲饮、呼吸短促、脉细数、按之无力等危重征象。

亡阴和亡阳，在病机和临床表现等方面，虽然有所不同，但由于阴阳互根互用，阴亡则阳无所依附而散越，阳亡则阴无所化生而耗竭，故亡阴可迅速导致亡阳，亡阳可继而出现亡阴，最终导致"阴阳离决，精气乃绝"。

三、气血失常

气血失常，指在疾病发展过程中，由于正邪斗争产生的盛衰变化，或脏腑功能失调，导致气血或不足，或运行失常，以及气血互根互用关系失调的病机变化。人体的气血流行于全身，是脏腑组织器官进行生理活动的物质基础。若气血失常，必然影响机体的各种生理功能，而导致脏腑组织器官的病理变化。同时，气血是脏腑功能活动的产物，故脏腑发生病变，也会影响相应脏腑及全身气血，从而引起气血的病理变化。因此，气血失常是脏腑经络等各种病变机理的基础，也是分析研究各种临床疾病病机的基础。

（一）气失常

气失常，指由于气的生化不足或耗散太过而致气的不足以及气的运动失常。其中，气的不足表现为气虚，气的运动失常表现为气滞、气逆、气陷、气闭和气脱等气机失调的病理变化。

1. 气虚

气虚是指元气耗损，功能失调，脏腑功能低下或衰退，抗病能力下降的病机变化。由于先天禀赋不足、后天失调或久病，导致脾肺肾功能失常，气化生不足；或因劳倦太过、热病、大病、久病等使脾胃等脏腑功能减退，生化不足。证候特点为虚、静，常见体倦乏力、精神疲乏、气短懒言、自汗恶风、易感等表现。

2. 气机失调

气机失调，指气的升降出入失常而引起的气滞、气逆、气陷、气闭和气脱等病理变化。

（1）气滞，指气机郁滞不畅。肺主一身之气，脾胃为气机升降中枢，肝主升主动，共同调节全身气机的正常运行，故气机阻滞多发于肺、脾胃、肝等脏腑。气滞属实邪为患者多，常因七情内伤、痰湿、瘀血、食积等阻滞脏腑经络，影响气的运行，造成局部或全身气机不畅。肺气壅滞，见胸闷、喘咳；肝郁气滞，见胁肋胀满、少腹胀痛；脾胃气滞，见纳呆、呃逆、嗳气、脘腹胀痛等。

（2）气逆，指气机升降异常，脏腑之气逆上的病机变化。气逆多以实证为主，肺、胃、肝最易发生，多因外邪侵袭、情志不畅、饮食不适、痰浊壅阻等因素引发。肺气主降，肺失肃降，则肺气上逆，发为咳逆、气喘；胃气以降为和，胃失和降，则胃气上逆，出现呃逆、嗳气、恶心、呕吐等不适；肝主升主动，肝气升发太过则肝气逆于上，出现头痛且胀、易怒、胁肋胀痛等症。若素遭惊恐所扰，下焦水寒之气循冲脉而上逆，则可形成"奔豚气"的病证。

（3）气陷，指在气虚基础上出现气升举无力而下陷的病机变化。气陷尤与脾气密切相关。病久虚损或平素体弱，脾气受损，则脾不升清，中气下陷。病理变化主要表现为两个方面：其一，"上气不足"，脾不升清所致的头

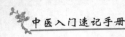

目失养，如头晕、耳鸣、眼花等；其二，"中气下陷"，脾气无力升举，致使某些内脏位置下移，如胃下垂、子宫脱垂、脱肛等。

（4）气闭，指气郁闭于内，导致气的外出受阻，出现突然闭厥的病机变化。常因情志刺激、外邪、痰浊等闭阻清窍，气外出不得所致。其发病急骤，表现为突然昏厥、不省人事，所伴症状随病因而异。多数情况下昏厥可自愈，亦不乏因气闭不复而亡者。

（5）气脱，指气失内守，大量亡失于外，以致机体各脏腑器官突然衰竭的病机变化。多因正虚邪盛，或久病消耗而发生，表现为面色苍白、目闭口开、手撒、汗出不止、大小便失禁、全身瘫软、脉虚大无根或脉微欲绝等，无明显寒象或热象。气脱与亡阳、亡阴在病机上都是气的大量脱失，但临床表现略有差异。气脱偏见冷汗淋漓、四肢厥逆等寒象者，为亡阳；若气脱偏见烦躁、汗出体温者，为亡阴。

（二）血失常

血失常，包括血液因生成不足或因出血、久病等耗损血液太过而导致的血虚，因血热而导致的血行加速，以及因血的循行迟缓而导致血瘀等病理变化。

1. 血虚

血虚，是指血液不足而致血的濡养功能减退的病机变化。血虚常因大出血而导致出血过多，或因脾胃虚弱而化源不足，或因久病、思虑太过而营血消耗过多。全身各脏腑组织器官，皆依赖血之濡养而维持其正常生命活动，若血虚不能濡养周身组织器官，以致营养不足，功能活动逐渐衰退，临床常见全身或局部的虚弱性症状。如血虚肌肤失养，见面色苍白、唇舌色淡；血虚头目失养，见头晕、目眩；血虚不能养心，则心悸、怔忡等。

2. 血液运行失常

血液运行失常，指在疾病发展过程中，由于某些致病因素的影响，使血液运行迟滞不畅，或血液运行加速，甚至血液妄行、溢出脉外的病机变化。主要包括血瘀、血行疾迫及出血。

（1）血瘀，指血液的运行迟缓，或瘀滞流行不畅，甚至停滞成积的病机变化。导致血瘀的常见因素有气虚无力推动血液而血行迟缓；气滞而血行受阻；邪热入血，煎熬津液，血液黏稠不行；寒邪凝滞血脉；痰浊、瘀血等闭阻脉络等。血瘀与瘀血概念不同，前者指血液运行迟滞不畅的病机变化；后者指瘀血是血瘀的病理产物，为继发病因。但两者也有共同之处，如瘀血可导致血瘀的病机变化，而血瘀可以形成瘀血，且血瘀病机产生的临床表现与瘀血的致病特点有相似之处，两者在病机上常常相互影响。

（2）血行疾迫，指在致病因素的作用下，血液被迫加速运行，失去宁静的一种病机变化。常因外感阳热之邪，或情志郁而化火，或痰湿等阴邪郁久化热、热入血分所致。血得温则行，在血热情况下，血液运行加速，甚则灼伤脉络，迫血妄行，见面红舌赤、妇女月经先期、脉数等表现。

（3）出血，指在疾病的发展过程中，血液不循常道，逸出脉外的一种病机变化。导致出血的病因不外乎气虚统摄无权、火热迫血妄行和脉络损伤三个方面。病久脾气虚弱，或劳倦伤脾，中气不足，统摄无权，则血不循常经，溢出脉外而出血；邪热入血，迫血妄行，易致出血；脉络损伤，血液外溢，发为出血。出血过多，可致血虚气弱，发展为气血双亏，从而导致脏腑组织器官功能衰退。

（三）气血关系失调

气为血之帅，血为气之母。故气的虚衰和升降出入异常必然影响及血。同样，在血的虚衰和运行失常时也必然影响及气。气血关系失调，主要包括气滞血瘀、气虚血瘀、气不摄血、气随血脱和气血两虚。

（1）气滞血瘀。气滞血瘀，指气机郁滞，血行不畅，气滞、血瘀并存的一种病理变化。常因气机阻滞而致血瘀，或闪挫外伤伤及气血，也可由血瘀而导致气滞，气滞和血瘀常并见。气滞多与肝、肺、脾、胃功能失调密切相关。反之，血瘀也可导致气滞，如痰浊阻滞脉道成瘀，寒邪凝滞成瘀，邪热煎灼成瘀，跌打扭挫成瘀，均可使气机瘀滞。

（2）气虚血瘀。气虚血瘀，指气虚而运血无力，血行瘀滞，气虚与血瘀并见的一种病理变化。气能行血，血行要靠气的推动，若气虚推动无力，则可导致血运障碍，故身体可同时出现气虚症状和血瘀表现，如气虚之身倦乏力、少气懒言；血瘀之刺痛、痛处固定、拒按、舌紫暗、脉涩等。

（3）气不摄血。气不摄血，指气虚不足，统摄血液的生理功能减弱，血不循经，逸出脉外，导致咯血、衄血、发斑、吐血、便血、尿血、崩漏等各种出血证的病理变化。气不摄血，多因久病伤脾，脾气虚弱，中气不足，而致统摄失司。除见各种出血症状外，兼见面色不华、疲乏倦怠、舌淡胖、脉无力等表现。

（4）气随血脱。气随血脱，指在大量出血的同时，气也随着血液的流失而散脱，从而形成气血两虚或气血并脱的病理状态。气随血脱，多因外伤失血、呕血、产后大出血等因素所致。血为气之载体，血液脱失则气失其附载，故气亦随之暴脱而散亡。气脱则阳亡，无以温煦肌表，可见冷汗淋漓、四肢厥冷、晕厥、脉沉细而微等。

（5）气血两虚。气血两虚，指气虚和血虚同时存在，使组织器官失养而致人体机能衰退的病理状态。多因久病消耗、气血两伤所致；或先有失血，气随血耗；或先因气虚，血液生化乏源而日渐衰少。临床可见面色淡白或萎黄、少气懒言、疲乏无力、形体瘦弱、心悸失眠、肌肤干燥、肢体麻木等气血不足表现。

四、津液代谢失调

津液的代谢，实质上是津液的不断生成、输布和排泄的过程。津液代谢失调，指津液的生成、输布和排泄过程失去平衡。津液代谢失调主要包括津液不足、津液输布障碍和津液与气血关系失调。

1. 津液不足

津液不足，指津液在量上的亏少，进而导致脏腑、形体、九窍得不到充分的滋养和充盈，因而产生一系列干燥失润的病理状态。引起津液不足的原因主要有二：一是摄入和生成不足；二是津液耗损过甚，丢失过多。

2. 津液输布障碍

津液输布障碍，指津液不能正常的输布，导致津液在体内环流迟缓，湿浊内生；或在体内某一局部发生滞留，因而津液不化，水湿困阻，酿痰成饮。引起津液输布障碍的原因虽多，但一般认为，气的升降出入运动、气化功能障碍，以及脾的运化功能障碍，为津液输布障碍的最主要原因。

3. 津液与气血关系失调

津液与气血关系密切。津液的生成、输布和排泄依赖于脏腑的气化和气的升降出入，而气的循行亦需以津液为载体，通达上下内外而遍布全身。同时，津液的充足亦是保持血脉充盈、运行通畅的条件。因此，津液与气血关系协调，是人体进行正常生理活动的重要保证。

津液与气血关系失调，常表现为津停气阻、气随津脱、津枯血燥、津亏血瘀和血瘀水停。津停气阻，主要是指津液代谢障碍，水湿痰饮潴留导致气机阻滞的病机变化；气随津脱，主要指津液丢失太过，气失其依附而随津液之外泄暴脱亡失的病机变化；津枯血燥，主要指津液亏乏枯竭，导致血燥虚热内生或血燥生风的病机变化；津亏血瘀，主要指津液耗损导致血行郁滞不畅的病机变化；血瘀水停，主要指血液运行瘀滞而导致津液输布障碍，并引起水液停聚的病机变化。

第2节　内　生　五　邪

内生五邪，指在疾病的发展过程中，由于气血津液和脏腑等生理功能的异常，而产生的类似风、寒、湿、燥、火六淫外邪致病的病理现象。由于病起于内，故分别称为内风、内寒、内湿、内燥和内火，统称内生五邪。内生五邪并不是致病因素，而是由于气血津液、脏腑等生理功能失调所引起的综合性病机变化（如图8-2-1）。

一、风气内动

风气内动，即为内风，指体内阳气亢逆变动而形成的一类病机变化。凡在疾病发展过程中，因为阳气亢盛，或阴虚不能制阳，导致阳升无制，出现动摇、眩晕、抽搐、震颤等病理表现，即是风气内动的具体表现。风气内动，主要有肝阳化风、热极生风、阴虚风动、血虚生风和血燥生风五种。

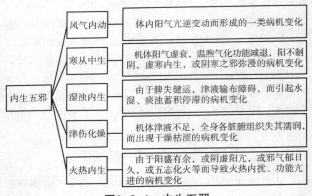

内生五邪	风气内动	体内阳气亢逆变动而形成的一类病机变化
	寒从中生	机体阳气虚衰，温煦气化功能减退，阳不制阴，虚寒内生，或阴寒之邪弥漫的病机变化
	湿浊内生	由于脾失健运，津液输布障碍，而引起水湿、痰浊蓄积停滞的病机变化
	津伤化燥	机体津液不足，全身各脏腑组织失其濡润，而出现干燥枯涩的病机变化
	火热内生	由于阳盛有余，或阴虚阳亢，或邪气郁阻日久，或五志化火等而导致火热内扰、功能亢进的病机变化

图8-2-1 内生五邪

1. 肝阳化风

肝阳化风，指肝肾亏虚，水不涵木，浮阳不潜，阴不制阳，导致肝之阳气升而无制，亢而化风的一种病机变化。肝阳上亢是肝阳化风的基础病变，在年老肝肾阴液亏虚，或情志刺激，或劳累过度等诱因的作用下，致使阴虚阳亢，风气内动。临床上，轻者出现头痛、眩晕、肢麻震颤等症状，重者出现猝然仆倒、不省人事、半身不遂，或为闭证，或为脱厥。

2. 热极生风

热极生风，又称热甚动风，指因邪热炽盛，煎灼津液，伤及营血，燔灼肝经，使其筋脉失于濡养而导致的一种病机变化。高热是其病变基础，多由于外感温热病邪，热势炽盛，煎灼津液，累及筋脉而形成。多见于热性病的极期，常在高热不退的基础上，出现痉厥、四肢抽搐、目睛上吊、鼻翼翕动、神昏谵语等。

3. 阴虚风动

阴虚风动，指由于阴液枯竭，无以涵养筋脉，筋脉失养，则变生内风的一种病机变化，属于虚风内动。病变基础为精血阴液亏虚，多见于热病后期，阴精亏损，或由于久病耗伤，阴液大亏所致。常在久病、热病之后，出现低热、潮热盗汗、口干咽燥、痉挛、手足蠕动等虚热内生症状。

4. 血虚生风

血虚生风，指由于生血不足或失血过多，或久病耗伤营血，肝血不足，筋脉失养，或血不荣络的一种病机变化。病变基础为血液亏虚，病变本质为虚，常见肢体麻木、筋肉跳动，或时有手足拘挛不伸等表现。

5. 血燥生风

血燥生风，指因久病耗血，或年老精亏血少，或长期营养缺乏而生血不足，或瘀血内结，新血生化障碍，而致津枯血少，失润化燥，肌肤失于濡养，经脉气血失于和调的一种病机变化。病变基础为营血亏虚。临床常见形体消

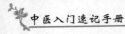

瘦、皮肤干燥或肌肤甲错、皮肤瘙痒或落屑等症状。

二、寒从中生

寒从中生，又称内寒，指机体阳气虚衰，温煦气化功能减退，阳不制阴，虚寒内生，或阴寒之邪弥漫的病机变化。寒从中生常表现出阳虚则阴盛和阳气虚衰而的病机特点。阳虚则阴盛，阴盛则内寒，表现为阳热不足，温煦失职，阴寒内生，使脏腑组织表现为病理性的功能减退，产生虚寒型的病理表现；阳气虚衰而寒，温煦失职，最易出现虚寒表现，而尤以肾阳虚衰为关键。临床常表现为面色苍白、形寒肢冷，或筋脉拘挛、肢节痹痛等症状。

三、湿浊内生

湿浊内生，又称内湿。湿浊内生多由于脾失健运，津液输布障碍，而引起水湿、痰浊蓄积停滞的病机变化。因脾的运化失职是湿浊内生的关键，故又称之为脾虚生湿。内湿的产生，多因素体肥胖，痰湿过盛，或恣食生冷，过食肥甘，内伤脾胃，致使脾失健运不能为胃行其津液，津液的输布发生障碍所致。水液不化，则聚而成湿，停而为痰，留而为饮，积而成水。临床常见头重如裹、肢体重着、脘腹胀满、食欲不振、口腻或口甜、苔白腻等表现。

四、津伤化燥

津伤化燥，又称内燥，指机体津液不足，全身各脏腑组织失其濡润，而出现干燥枯涩的病机变化。津伤化燥多因久病伤阴耗液，或大汗、大吐、大下，或亡血失精而导致阴亏液少，以及某些热病过程中的热邪伤阴等所致。由于津液亏少，不足以内灌脏腑，外润腠理孔窍，从而燥热内生，故临床多见干燥不润等病变。

五、火热内生

火热内生，又称内火或内热，指由于阳盛有余，或阴虚阳亢，或邪气郁日久，或五志化火等而导致火热内扰、功能亢进的病机变化。火热内生有虚实之分，有阳气过盛化火、邪郁化火、五志过极化火、阴虚火旺四方面的病因病机。其中，阳气过盛化火、邪郁化火、五志过极化为实火，阴虚火旺为虚火。实火常见壮热面赤、口渴喜冷饮、心烦、小便短少、大便干硬等表现；虚火常见骨蒸潮热、午后颧红、心烦盗汗、眩晕耳鸣、形体消瘦等表现。

第3节 疾病的传变

疾病发生、发展、演变的趋势和规律，是中医病机学的重要组成部分。疾病的过程是一个动态变化的过程，任何疾病都有其发生、发展到终结的过程。疾病的传变是疾病的演变方式，其内含有病邪、病性、病位、病势的动态变化，而邪正交争是疾病过程的基本矛盾，它决定着疾病的发生、发展和转归。

一、疾病传变的含义

传，指病情循着一定的趋向发展；变，指病情在某些特殊条件下起着性质的转变。疾病传变，指疾病在机体的脏腑、经络等组织中的传移和变化。其本质是疾病过程中各种病机变化的衔接、重叠和转化，亦即是疾病在其发展过程中的不同时间和不同层次上，人体阴阳、气血、津液代谢等失调和脏腑功能失调等病机矛盾的复杂联系和变化。疾病传变的理论，不仅关系到临床辨证论治，而且对疾病的早期治疗，控制疾病的发展，推动疾病的预后，都有异常重要的意义。

二、疾病传变的形式

疾病传变包括病位传变和病性转化。

（一）病位传变

病位传变，指在疾病的发展变化中，其病变部位发生相互转移的病理过程。人是一个有机的整体，通过经络的联络作用，机体的表里上下、脏腑组织之间都是相互沟通的，因而某一部位或某一脏腑的病变，可以向其他部位或其他脏腑传变，从而引起疾病的发展变化。

一般而言，外感病发于表，发展变化过程是自表入里、由浅入深的传变，故外感病的基本传变是表里之间的传变，主要形式有六经传变、卫气营血传变和三焦传变。内伤病起于脏腑，发展变化过程是由患病脏腑波及其他脏腑组织，故内伤病的基本传变方式是脏腑传变。无论哪种传变，都是以脏腑功能失常为其基本病理变化。

1. 表里传变

表里传变，又称表里出入、内外传变。其代表着病变发展过程中病变部位的深浅，标志着病理变化的趋势。主要表现为表邪入里或里病出表。表邪入里，指外邪先伤卫表，而后传入里，影响脏腑功能的病理传变过程。多因正气不足，或邪气过盛，或失治误治等所致。常见于外感病初、中期，是疾病向纵深发展的标志。里病出表，是指由于正邪斗争，病邪由里透达于外的病机传变过程。一般素体强盛，或治疗得当，则能驱邪外出，由里达表。反映邪有出路，病情向愈。表里传变的形式，主要有六经传变、卫气营血传变和三焦传变。

（1）六经传变。六经传变，指疾病的病位在六经之间的转移。实际上是对伤寒热病六个不同发展阶段的病变规律和本质的概括。六经由表入里传变的基本形式是由阳入阴，即先太阳、阳明、少阳，而后太阴、少阴、厥阴的六个层次，以说明病情由轻到重的发展过程。若正气亏虚，邪气亢盛，病邪也可不经过阳经而直接侵犯阴经，称为直中三阴。

（2）三焦传变。三焦传变，指外感病循着上、中、下三焦发生转移。温热病邪，多自口鼻而入，首先侵犯上焦肺卫。随着病邪深入，则从上焦传入中焦脾胃，再传入下焦肝肾。这是疾病由浅入深、由轻而重的一般发展过程，

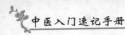

称为顺传。若病邪从肺卫直接传入心包，病情恶化，则称为逆传。

（3）卫气营血传变。卫气营血传变，指在温热病的过程中，病变部位在卫、气、营、血四个阶段的传移变化。卫分是温病的初期阶段，病位在肺卫；气分是温病的中期，病位在胃、肠、脾及肺、胆；营分是温病的严重阶段，病位在心包及心；血分是温病的晚期，病位在肝、肾、心。卫气营血病变，一般从卫分发展为气分，再入营分、血分。反映病邪由浅入深，病势由轻而重的发展过程，称为顺传。若邪入卫分后，不经过气分阶段，直接深入营分或血分，称为逆传。此外，卫气营血传变，还有初起即不见卫分阶段，而径入气分、营分者；亦有卫分证未罢，又兼见气分证的卫气同病；或气分证尚存，同时出现营分证、血分证而成气营两燔证、气血两燔证。

2. 内伤病传变

内伤病病位在脏腑，内伤病的基本传变方式是脏腑传变。脏腑传变主要包括四方面：一是脏与脏之间的传变，即病位传变发生于五脏之间，此为内伤病最主要的病位传变方式；二是脏与腑之间的传变，具体传变形式是按脏腑之间表里关系而传；三是腑与腑之间的传变，即病变部位在六腑之间发生传移变化；四是形脏内外的传变，即病邪通过形体而内传相关之脏腑，或脏腑病变影响形体。

（二）病性转化

病性转化主要包括寒热的转化与虚实的转化（如图8-3-1）。

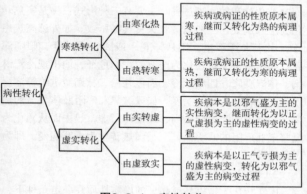

图8-3-1 病性转化

1. 寒热转化

寒热转化，指疾病过程中，病机性质由寒转化为热，或由热转化为寒的病理过程。包括由寒化热和由热转寒。

（1）由寒化热，指疾病或病证的性质原本属寒，继而又转化为热的病理过程。主要有两种形式：一是实寒转化为实热病变，以寒邪化热入里为常见。如太阳表寒证，初起见恶寒重、发热轻、脉浮紧，继而出现阳明里热证，症见壮热、不恶寒反恶热、心烦口渴、脉数，表明病变已从表入里，从阳而化热；二是虚寒转化为虚热病变，即为"阳损及阴"。

（2）由热转寒，指疾病或病证的性质原本属热，继而又转化为寒的病理过程。主要有三种形式：一是实热转化为虚寒病变，一般属"壮火食气"所致。如外感高热患者，由于大汗不止，阳从汗脱，或因吐泻过度，阳随津脱，病机就由实热转化为虚寒的亡阳危证，而出现冷汗淋漓、体温骤降、四肢厥冷、面色苍白、脉细微欲绝等症。二是实热转化为实寒病变。如风湿热邪痹阻肢体关节的热痹证，或因治疗用药不当，或素体阳虚，热去而从寒化为风寒湿邪痹阻的寒痹证。三是虚热转化为虚寒病变，即为"阴损及阳"。

2. 虚实转化

虚实转化，指疾病或病证的虚实性质在一定条件下，发生相互转化的病理过程。其包括由实转虚，因虚致实。

（1）由实转虚，指疾病本来是以邪气盛为矛盾主要方面的实性病变，继而转化为以正气虚损为矛盾主要方面的虚性病变的过程。多是由于邪气过于强盛，正不敌邪，正气耗损所致。此外，因失治、误治等原因，致使病程迁延，虽邪气渐去，然而正气已伤，亦可由实转虚。如肝火上炎的眩晕，日久可因火盛伤阴而发展为肝肾阴虚的病变。

（2）因虚致实，指疾病本来是以正气亏损为矛盾主要方面的虚性病变，转化为以邪气盛为主的病变过程。多是由于脏腑功能减退，气化不行，致使全身气血津液等代谢障碍，从而产生气滞、水饮、痰浊、瘀血等病理变化；或正虚抗邪无力，复感外邪，邪盛致实，形成虚实并存的病机变化。如肺肾两虚的哮喘，因肺卫不固，复感风寒，哮喘复发，表现为寒邪束表、痰涎壅肺的实性病变。

第9章 防治原则

防治原则，是预防疾病发生和治疗疾病以阻断其发展，并使之好转或痊愈所遵循的基本原则，是在中医整体观念和辨证论治思想指导下制定的反映中医预防和治疗学的规律和特色的理论知识，是中医学理论体系的重要组成部分。

第1节 预 防

预防，指采取一定措施，防止疾病发生与发展，即《黄帝内经》提出的"治未病"的思想，它包括未病先防和既病防变两个方面（如图9-1-1）。

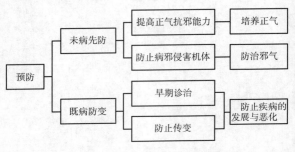

图9-1-1 预防的内容简图

一、未病先防

未病先防，指在未病之前，采取各种措施，以防止疾病的发生。从发病学原理来看，邪正盛衰关系到疾病的发生与否，正胜邪负则不发病，邪胜正负则发病。其中正气不足是疾病发生的内在因素或内在根据，而邪气则是发病的重要条件。因此，未病先防，主要应从提高正气抗邪能力和防止病邪侵害两个方面入手。

（一）提高正气抗邪能力

正气的强弱，取决于人体脏腑对精、气、血、津液、神的生成和作用发挥的调节，对机体内外环境的协调和控制能力。一般而言，调控能力强的发病较少，或体质壮实者，正气充盛；调控能力弱的易被邪伤，或体质虚弱者，正气不足。因此，加强脏腑经络的调节能力，增强体质，是提高正气抗邪能力的关键。顺应自然、调畅情志、锻炼身体、饮食有节、起居有常、针灸推拿及药物调养等措施，是提高正气抗邪能力的主要方法。

1. 顺应自然

人体是一个有机整体，人与自然、社会也构成了协调统一体。自然界的变化，必然影响人体，使之发生相应的生理和病理反应。顺应自然的变化规律，适宜安排作息时间，是保证健康、预防疾病的重要方法。人们只有顺应了自然变化的规律，能动地调节衣食起居，才能达到摄生防病的目的。顺应自然气候变化的衣着调整、

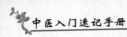

饮食调配、起居有常等，均是顺应自然的较好体现，有助于提高抗病能力。

2. 调畅情志

精神情志活动对人体生理功能和病理变化的影响十分显著。突然、强烈的情志刺激，或反复、持续的情志刺激，均可导致人体气机逆乱、气血阴阳失调而发病。不良情志刺激不仅可导致正气内虚，容易招致外邪致病，而且情志的波动还可使原有疾病加重、恶化或死亡。而通过养性调神，可改善气质，优化性格，增强自身的心理调摄能力，起到预防疾病、健康长寿的作用。调畅情志，一是要注意避免来自内外环境的不良刺激，二是要提高人体自身心理的承受和调节能力。如此方能增强正气抗邪能力，从而预防疾病的发生。

3. 锻炼身体

生命在于运动。锻炼身体，可以疏通气血，使人体气机调畅，血脉流通，筋骨肌肉壮实，从而能增强体质，提高机体抗邪能力，减少或预防疾病的发生。如汉代医学家华佗创造的"五禽戏"，后世的太极拳、八段锦、易筋经等多种健身方法，不仅能提高脏腑经络的调控能力，增强体质，而且还对多种慢性病具有调理作用。当然，锻炼身体也有注意事项：一是运动量适度，需因人而异，做到形劳而不倦；二是循序渐进，运动量应由小到大；三是持之以恒，不可急于求成。

4. 饮食有节

饮食有节，应遵循定时、定量和膳食结构合理的基本原则，且要注意饮食宜忌：一是定时定量，不可过饥过饱；二是饮食要卫生，不吃不洁、腐败变质的食物或自死、疫死的家畜，以防止胃肠疾病、寄生虫病或食物中毒的发生；三是克服饮食偏嗜习惯，合理搭配五味，不可偏嗜某味，以防某脏之气偏盛。食物与药性一样，也有寒温之分，故食物食性最好是寒温适宜，或依据体质来调配，如体质偏热之人宜食寒凉而忌温热之品，体质偏寒之人则反之；又因各种食物所含营养成分不同，故要调配全面，不可偏。此外，从预防角度来看，某些易使旧病复发或加重的"发物"也不宜食用。

中医饮食调养，也十分重视药膳保健。药膳是在中医理论指导下将食物与中药，以及食物辅料、调料等相配合，通过加工调制而成的膳食。药膳既能防治疾病，又可保健强身，但应因时制宜，药食结合，辨证施膳。

5. 起居有常

起居，主要指作息，包括平常对各种生活细节的安排。常，不变也，即根据季节气候变化制定有规律的作息时间，房事有节，按时起居，有针对性地娱乐、锻炼与休息等，使之制度化，便于长期实施，注意劳逸结合。此外，戒除熬夜、吸烟等不良生活习惯，也是提高正气抗邪能力的基本保障。

6. 针灸推拿及药物调养

针灸可通过针刺手法或艾灸的物理热效应、药性对穴位的特异性刺激作用，通过经络系统感应传导及调节机能，从而发挥其治疗、保健及防病效能。推拿是通过各种手法作用于体表特定部位以达到治疗效果和保健强身的一种方法。推拿可以纠正解剖位置异常、调整体内生物信息、改变系统功能。药物调养则是长期服食一些对身体有益的药物以扶助正气，平调体内阴阳，从而达到健身防病益寿之目的。

（二）防止病邪侵害

邪气是疾病发生的重要条件。在某些特殊情况下，邪气发挥着主导作用。虽然提高正气的抗邪能力是未病先防的上乘之策，但是防治病邪的侵害也是阻止疾病发生不可缺少的手段，避其邪气是防止病邪侵害的重要方法。邪气，既指病因中所述的各种致病因素，又特指引起疫病的疠气以及各类外伤。只要做到顺其自然，起居有节，饮食有常，劳逸适度，恬淡虚无，讲究卫生，防止环境、水源和食物的污染，适当的药物和针灸预防，就可以避免六淫、疫疠之气的侵害，饮食、劳逸不当所伤，以及情志内伤等，从而防止疾病的发生。

二、既 病 防 变

未病先防，是积极防止疾病发生和传播的有效方法。而对于已发病的患者，则宜采取既病防变的措施。既病防变,指在疾病发生的初始阶段,力求做到早期诊断,早期治疗,以防止疾病的发展及传变。

（一）早期诊治

在疾病过程中,由于邪正斗争的消长,疾病的发展,可能会出现由浅入深、由轻到重、由单纯到复杂的病理变化。而在疾病的诊治方面,中医学特别强调早期诊断和早期治疗。因在疾病的初期阶段,病位较浅,病情多轻,正气未衰,如能早期诊治,疾病较易治疗,且传变也较少。如不及时诊治,病邪就可能步步深入,使病情越趋复杂,从而造成治疗上的困难,恢复健康也不容易。早期诊治的时机在于掌握好不同疾病的发生、发展变化过程及其传变规律,在病初及时做出正确诊断,进行及时有效而彻底的治疗。

（二）防止传变

防止传变,指在掌握疾病发生、发展规律及其传变途径的基础上,早期诊治以防止疾病进一步发展。防止传变主要包括阻截病传途径和先安未受邪之地两个方面。

1. 阻截病传途径

疾病的传变有一定的规律和途径。当邪气侵犯人体后,根据其传变规律进行早期诊治干预,阻截其病传途径,则可防止疾病进一步恶化。如伤寒病六经传变,病初多在太阳经,病变发展则可传变至他经,可见太阳病阶段是伤寒病早期诊治的关键,在此阶段如能正确有效地治

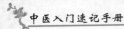

疗，则是防止伤寒病病势进一步发展的最好措施。

2. 先安未受邪之地

根据五脏之间的五行生克乘侮规律和经络传变等疾病传变规律，对尚未受邪而可能即将被传及之处，应事先予以充实，阻止病变传至该处，即所谓先安未受邪之地。如根据五脏之间的五行生克乘侮规律，肝木克脾土，病理情况下肝木有病则易乘脾土，故治疗时常配以调理脾胃的药物，使脾气旺盛而不受邪，则可收获良效。又如温热病伤及胃阴时，其病变发展趋势将耗及肾阴，清代医家叶天士根据上述病变规律，治疗时在甘寒以养胃阴的方药中加入咸寒滋养肾阴的药物，以防止肾阴耗损。以上均是既病防变原则的具体应用。由此可见，根据疾病传变规律，先安未受邪之地，是阻断疾病发展和传变的有效方法。

第2节　治　　则

治则，是治疗疾病所必须遵循的基本原则，是在整体观念和辨证论治精神指导下而制定的治疗疾病的准绳，其对临床各科病证的立法、处方、用药等具有普遍指导意义。基本治则包括治病求本、扶正祛邪、调整阴阳、三因制宜等（如图9-2-1）。

一、治病求本

治病求本，指在治疗疾病时，抓住疾病病因和病机进行治疗的一个基本原则，它是中医辨证论治的核心内容，

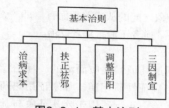

图9-2-1 基本治则

也是治疗疾病的主导思想。标与本则是一个相对概念，有多种含义，可用以说明病变过程中各种矛盾的主次关系。如从邪正关系来看，正气为本，邪气为标；从病因与症状来说，病因为本，症状为标；从疾病出现的先后顺序来说，原发病为本，继发病为标；就病位而言，脏腑精气病为本，肌表经络病为标。因此，标本关系常用来概括说明事物的现象与本质，在中医学中常用来概括病变过程中矛盾的主次先后关系。疾病的发生、发展总是通过若干症状显示出来。但这些症状只是疾病的现象，还不是疾病的本质。只有充分搜集、了解疾病的各个方面，包括症状在内的全部情况，在中医理论指导下进行综合分析，才能透过现象发现本质，找出疾病的根本原因，从而确立恰当的治疗方法。正治与反治、治标与治本、扶正祛邪、调整阴阳、三因制宜等，都是受此主导思想支配和指导的治则。

（一）正治与反治

正治与反治，指所用药物性质的寒热、补泻效用与疾病的本质、现象之间的从逆关系而言。即《素问·至真要大论》所言："逆者正治，从者反治。"

1. 正治

正治，指逆其证候性质而治的一种治疗原则。由于采用的方药与病证性质相逆，如寒证用热药，热证用寒药，故又称逆治。正治适用于疾病征象与其本质相一致的病证。实际上，临床上大多数疾病的外在征象与其病变本质是一致的，如热证见热象、寒证见寒象等，故正治是临床最常用的治疗原则。常用的正治法主要有以下四种。

（1）寒者热之，指寒性病证出现寒象，要用温热方药来治疗。如表寒证用辛温解表方药，里寒证用辛热温里方药等。

（2）热者寒之，指热性病证出现热象，要用寒凉方药来治疗。如表热证用辛凉解表方药，里热证用苦寒清里方药等。

（3）虚则补之，指虚损性病证出现虚象，要用具有补益作用的方药来治疗。如阳虚证用壮阳方药，阴虚证用滋阴方药，气虚证用补气方药，血虚证用养血方药等。

（4）实则泻之，指实性病证出现实象，要用攻逐祛实的方药来治疗。如食积证用消食导滞方药，水饮内停证用逐水方药，血瘀证用活血化瘀方药，湿阻证用祛湿方药等。

2. 反治

反治，指顺从病证外在假象而治的一种治疗原则。由于采用的方药性质与病证中假象的性质相同，故又称为从治。反治适用于疾病征象与其本质不完全吻合的病证。由于这类情况较少见，故反治的应用相对也较少。究其实质，用药虽然是顺从疾病的假象，实质上也是逆其病证本质，故仍然是在治病求本思想指导下针对疾病本质进行的治疗。常用的反治法主要有以下四种。

（1）热因热用，即以热治热，是指用热性药物治疗具有假热征象的病证。适用于阴盛格阳的真寒假热证。如《伤寒论》中"少阴病下利清谷，里寒外热，手足厥逆，脉微欲绝，身反不恶寒，其人面色赤……通脉四逆汤主之"，就是热因热用的范例。由于阳虚寒盛是其本质，故用温热药治其真寒，而假热自然消失。

（2）寒因寒用，即以寒治寒，是指用寒性药物治疗具有假寒征象的病证。适用于阳盛格阴的真热假寒证。如热厥证中，由于里热盛极，阳气郁阻于内，不能外达于肢体发挥温煦作用，并格阴于外而见手足厥冷、脉沉伏之假寒之象。但细究之，患者手足虽冷，但躯干部却壮热而欲掀衣揭被，或见恶热、烦渴饮冷、小便短赤、舌红绛、苔黄等里有真热的征象。这是阳热内盛，深伏于里所致。其外在寒象是假，里热盛极才是病之本质，故须用寒凉药清其真热，而假象方能消失。

（3）塞因塞用，即以补开塞，是指用补益药物治疗具有闭塞不通症状的虚证。适用于因体质虚弱、脏腑精气功能减退而出现闭塞症状的真虚假实证。如血虚致闭经者，因血源不足，故当补益气血以充其源，而无须用通药则经水自来。又如肾阳虚衰，推动蒸化无力而致尿少癃闭，当温补肾阳，温煦推动尿液的生成和排泄，则小便自然通利。因此，以补开塞主要针对病证虚损不足的本质以治疗疾病。

（4）通因通用，即以通治通，是指用通利药物治疗具有通泻症状的实证。适用于因实邪内阻出现通泄症状的真实假虚证。一般情况下，泄泻、崩漏、尿频等病症，多用止泻、固冲、缩尿等法。但这些通泄症状如果出现在实性病证之中，则当以通治通。如食滞内停，阻滞胃肠所致的腹痛泄泻，当泻下物臭如败卵时，不仅不能止泄，相反还应消食导滞以攻下，推荡积滞，使食积去而泄自止。因此，通因通用主要针对病证积滞不通的本质以治疗疾病。

正治与反治，都是针对疾病本质而治，故同属于治病求本的范畴；不同之处在于，正治适用于病变本质与其外在表现相一致的病证，而反治则适用于病变本质与临床征象不完全一致的病证。

（二）治标与治本

在复杂多变的病证中，常有标本缓急的不同，因而在治疗上就有先后缓急之别。标本治法的临床应用，在某些情况下，标病甚急，如不及时解决，可危及患者生命或影

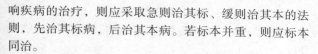

响疾病的治疗，则应采取急则治其标、缓则治其本的法则，先治其标病，后治其本病。若标本并重，则应标本同治。

1. 急则治其标

急则治其标，指在标病紧急，可能危殆生命，或后发之标病影响到先发之本病治疗时，要先急治其标病，后缓图其本病，最终目的是更好地治本。如《素问·标本病传论》中"先热而后生中满者，治其标"，"先病而后生中满者，治其标"，"小大不利，治其标"。中满、大小便不利，都是较急重的症状，故当先治疗。如水臌病人，当腹水大量增加、腹部胀满、呼吸喘促、大小便不利的时候，应先治疗标病的腹水。大小便不利，可用利水、逐水法，待腹水减轻，病情稳定后，再调理肝脾治其本。又如大出血病人，无论属于何种出血，均应采取应急措施，先止血以治标，待血止而病情缓和后再治本病。再如某些慢性病患者，原有宿疾又复感外邪，当新病较急之时，亦应先治外感以治其标，待新病愈后再治宿疾以治其本。

2. 缓则治其本

缓则治其本，指在标病不急时，要针对病证的本质而治疗本病。病本既除，标象亦解。如肺痨咳嗽，其本多为肺肾阴虚，故治疗不能单纯使用一般的止咳法以治其标，而应滋养肺肾之阴以治其本，本病得愈，咳嗽也自然消

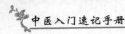

除。再如气虚自汗，因气虚不摄为本，出汗为标，单用止汗一般难以奏效，此时应补气以治其本，气足则自能收摄汗液。

3. 标本兼治

当标本并重或标本均不太急时，当标本兼治。如在热性病过程中，热盛伤津耗阴后，临床可见身热、腹硬满痛、大便燥结、口干渴、舌燥苔焦黄等，此属邪热里结为本，阴液受伤为标，标本俱急，治当标本兼顾，可用增液承气汤治之。因泻下与滋阴同用，泻其实热可以存阴，滋阴润燥则有利于通下，标本同治方可收到相辅相成之功。又如素体气虚，抗病力低下，反复感冒，如单补气则易留邪，纯发汗解表则易伤正，此时治当益气解表，益气为治本，解表是治标。又如表证未解，里证又现，则应表里双解，亦属标本同治之范畴。

综上，病证变化有轻重缓急、先后主次之不同，因而标本治法运用也就有先后与缓急、单用或兼用的区别，这是中医治疗上原则性与灵活性有机结合的体现。因此，区分标病与本病的缓急主次，有利于从复杂病变中抓住关键，做到治病必求于本。

二、扶正祛邪

扶正祛邪是指导临床治疗的一个重要法则。疾病的过程，从正邪关系而言，是正气与邪气矛盾双方相互斗争的过程。正邪相搏中双方的盛衰消长决定着疾病的发生、发展与转归，正能胜邪则病退，邪能胜正则病进。因此，治疗疾病的基本原则，即是扶助正气，祛除邪气，改变邪正双方力量的对比，从而使疾病早日向好转、痊愈的方向转化。

（一）扶正与祛邪的概念

扶正，即扶助正气，增强体质，提高机体的抗邪、康复能力。适用于各种虚证，即"虚则补之"。益气、养血、滋阴、壮阳、填精以及补养各脏的精气阴阳等，均为扶正治则下确立的具体治疗方法。在具体治疗手段方面，除内服汤药外，还有针灸、推拿、食疗等。

祛邪，即祛除邪气，消除病邪的侵袭和损害，并抑制亢奋有余的病理反应。适用于各种实证，即"实则泻之"。发汗、涌吐、攻下、消导、化痰、活血、散寒、清热、祛湿等，均为祛邪治则下确立的具体治疗方法。具体使用的手段多种多样。

（二）扶正祛邪的运用

扶正与祛邪，其方法虽然不同，但两者相互为用，相辅相成。扶正可加强正气，有助于机体抗御和祛除病邪；祛邪能排除病邪，有利于正气的保存和恢复。扶正祛邪在运用上须掌握好以下原则：攻补应用合理，即扶正用于虚证，祛邪用于实证；把握先后主次，对虚实错杂证，应根据虚实的主次与缓急，决定扶正祛邪运用的先后与主次；扶正不留邪，祛邪不伤正。具体运用如下。

1. 单独运用

扶正，适用于虚证或真虚假实证。运用时应当分清虚证所在的脏腑经络等部位及精气血津液阴阳中的何种虚衰，还应掌握用药的峻缓量度。虚证一般宜缓慢调治，少用峻补，免成药害。祛邪，适用于实证或真实假虚证。运用时应当辨清病邪性质、强弱、所在病位，还应注意中病则止，以免用药太过而伤正。

2. 同时运用

扶正与祛邪同时应用，即攻补兼施，适用于虚实夹杂病证。由于虚实有主次之分，因而攻补兼施亦有主次之别。扶正兼祛邪，即扶正为主，辅以祛邪，适用于以正虚为主的虚实夹杂证；祛邪兼扶正，即祛邪为主，辅以扶正，适用于以邪实为主的虚实夹杂证。

3. 先后运用

扶正与祛邪的先后运用，也适用于虚实夹杂证。主要根据虚实的轻重缓急而变通应用。

先扶正后祛邪，即先补后攻。适用于以正虚为主，机体不能耐受攻伐者。此时若兼顾祛邪反而伤及正气，故当先扶正以助正气，正气能耐受攻伐时再予以祛邪。如某些虫积病人，因正气太虚弱，不宜驱虫，应先健脾以扶正，使正气恢复到一定程度时，再驱虫消积。

先祛邪后扶正，即先攻后补。适应于以下两种情况：一是邪盛为主，兼扶正反会助邪；二是正虚不甚，邪势方张，正气尚能耐攻者。此时先行祛邪，邪气速去则正亦易复，再补虚以收全功。如瘀血所致崩漏证，瘀血不去，则崩漏难止，故应先活血祛瘀，然后再补血。

三、调整阴阳

疾病的发生，从根本上说是阴阳相对平衡遭到破坏，出现偏盛偏衰的结果。调整阴阳，就是指调整阴阳的偏盛偏衰，恢复阴阳的相对平衡。因此，调整阴阳，损其有余，补其不足，恢复阴阳的相对平衡，乃是临床治疗的根本法则之一。

（一）损其有余

损其有余，指针对阴阳偏盛的病机变化，而祛除偏盛有余之邪气，即"实则泻之"。适用于人体阴阳中任何一方偏盛有余的实证。如阳热亢盛的实热证，应用"热者寒之"的方法以清泻其阳热，又因"阳胜则阴病"，易导致阴气亏减，此时不宜单纯清其阳热，还须兼顾阴气的不足，即在清热的同时配以滋阴之品，即祛邪为主兼以扶正；阴寒内盛的实寒证，则用"寒者热之"的方法以温散其阴寒，又因"阴胜则阳病"，每易导致阳气不足，此时不宜单纯地温散其寒，还须兼顾阳气的不足，即在散寒的同时配以扶阳之品，同样是祛邪为主兼以扶正之法的运用。

（二）补其不足

补其不足，指针对阴阳偏衰的病机变化而补其不足之

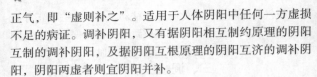

正气，即"虚则补之"。适用于人体阴阳中任何一方虚损不足的病证。调补阴阳，又有据阴阳相互制约原理的阴阳互制的调补阴阳，及据阴阳互根原理的阴阳互济的调补阴阳，阴阳两虚者则宜阴阳并补。

1. 互制补虚

当阴虚不足以制阳而致阳气相对偏亢的虚热证时，治宜滋阴以抑阳，称之为"壮水之主，以制阳光"，或"阳病治阴"。"阳病"指的是阴虚则阳气相对偏亢，治阴即补阴之意。当阳虚不足以制阴而致阴气相对偏盛的虚寒证时，治宜扶阳以抑阴，称之为"益火之源，以消阴翳"，或"阴病治阳"。"阴病"指的是阳虚则阴气相对偏盛，治阳即补阳之意。

2. 互根补虚

对于阴阳偏衰的虚热及虚寒证的治疗，应该使用阴中求阳与阳中求阴的治法，即依据阴阳互根的原理，补阳时适当佐以补阴药，谓之阴中求阳；补阴时适当佐以补阳药，谓之阳中求阴。其意是使阴阳互生互济，不但能增强疗效，同时亦能限制纯补阳或纯补阴时药物的偏性及副作用。

3. 阴阳并补

对阴阳两虚则可采用阴阳并补之法治疗。但须分清主次而用，阳损及阴者，应在补阳的基础上辅以滋阴之品；阴损及阳者，则应在滋阴的基础上辅以补阳之品。阴阳并

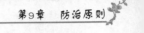

补和互根补虚，虽然两种用药上都是滋阴、补阳并用，但主次分寸不同，且适应的证候有别。

4. 回阳救阴

回阳救阴法适用于阴阳亡失者。亡阳者，当回阳以固脱；亡阴者，当救阴以固脱。亡阳与亡阴，实际上都是一身之气突然大量脱失，故治疗时需兼施峻剂益气。

此外，对于阴阳格拒的治疗，则以寒因寒用、热因热用之法治之。阳盛格阴所致的真热假寒证，其本质是实热证，治宜清泻阳热，即寒因寒用；阴盛格阳所致的真寒假热证，其本质是寒盛阳虚，治宜温阳散寒，即热因热用。

四、三 因 制 宜

三因制宜，是指治疗疾病时根据季节气候、地域环境以及人体的体质、性别、年龄等的不同而制定适宜的治疗原则，即所谓因时、因地和因人制宜。三因制宜是治疗疾病所必须遵循的一个基本原则。由于疾病的发生、发展与转归，受多方面因素的影响，如时令气候、地理环境等，尤其是患者个体体质因素对疾病的影响较大。因此，在治疗疾病时，必须考虑上述因素，具体情况，具体分析，区别对待，从而制定出合适的治疗原则和方法。

（一）因时制宜

因时制宜，即根据时令季节气候特点制定出适宜的治疗原则。人与天地相参，与日月相应，因而年月季节、昼夜晨昏等时间因素，既可影响自然界不同的气候和物候特点，同时对人体的生理活动与病理变化也造成一定影响，因此，需要注意在不同天时气候及时间节律条件下的治疗宜忌。一般而言，春夏季节，气候由温渐热，阳气升发，人体腠理疏松开泄，即使外感风寒，也不宜过用辛温发散药物，以免开泄太过，耗伤气阴；秋冬季节，气候由凉变寒，阴盛阳衰，人体腠理致密，阳气内敛，此时若非大热之证，当慎用寒凉药物，以防伤阳。此即所谓的"用寒远寒，用凉远凉，用温远温，用热远热，食宜同法"。

（二）因地制宜

因地制宜，即根据不同地域环境特点制定适宜的治疗原则。不同地区，由于地势高低、气候条件及生活习惯各异，人的生理活动和病变特点亦不尽相同，所以治疗用药应根据当地环境及生活习惯而有所变化。此外，也有一些疾病的发生与不同地域的地质水土状况密切相关，如地方性甲状腺肿、大骨节病、克山病等地方性疾病，治疗这些疾病时，也必须依据不同地域背景而实施适宜的治疗方法与手段。

（三）因人制宜

因人制宜，即根据病人年龄、性别、体质、生活习惯等不同特点来制定适宜的治疗原则。

1. 年龄

不同年龄则生理状况和气血盈亏不同，治疗用药也应有所区别。老年人生机减退，气血亏虚，患病多虚证，或

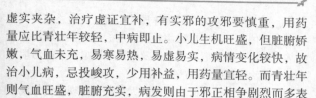

虚实夹杂，治疗虚证宜补，有实邪的攻邪要慎重，用药量应比青壮年较轻，中病即止。小儿生机旺盛，但脏腑娇嫩，气血未充，易寒易热，易虚易实，病情变化较快，故治小儿病，忌投峻攻，少用补益，用药量宜轻。而青壮年则气血旺盛，脏腑充实，病发则由于邪正相争剧烈而多表现为实证，可侧重于攻邪泻实，药量可稍重。

2. 性别

男女性别不同，各有其生理、病理特点，治疗用药亦当有别。妇女生理上以血为本，以肝为先天，病理上有经、带、胎、产诸疾及乳房、胞宫之病。月经期、妊娠期用药时当慎用或禁用峻下、破血、重坠、开窍、滑利、走窜及有毒药物；而带下病以祛湿为主；产后诸疾则应考虑是否有恶露不尽或气血亏虚，从而采用适宜的治法。男子生理上则以精气为主，以肾为先天，病理上精气易亏而有精室疾患及男性功能障碍等特有病证，如阳痿、阳强、早泄、遗精、滑精以及精液异常等，宜在调肾的基础上结合具体病机而治。

3. 体质

因先天禀赋与后天生活环境不同，个体体质存在着一定的差异。一方面，不同体质有着不同的病邪易感性；另一方面，患病之后由于机体的体质差异与反应性不同，病证就有寒热虚实之别或从化倾向。故治法方药也应有所不同：偏阳盛或阴虚之体，当慎用温热之剂；偏阴盛或阳虚之体，则当慎用寒凉之品；体质壮实者，攻伐之药量可稍重；体质偏弱者，则应采用补益之剂。此外，有的患者素有某些慢性疾病或职业病，以及受情志因素、生活习惯等影响，诊治时也应引起高度重视。

三因制宜，是中医治疗的一大特色，体现了整体观念和辨证论治在中医治疗上的原则性与灵活性，只有将疾病与天时气候、地域环境、患者个体诸因素等有机结合起来，加以综合考虑，才可使治疗效果得到进一步提高。

第10章 养 生

养生，指根据生命的发展规律，采取各种方法以保养身体、增强体质、预防疾病、延缓衰老为目的的医事活动。中医学在长期的发展过程中，逐步形成了具有特色的养生理论和方法，并在不断地完善和发展。中医养生学说是根据中医理论，研究人类生命规律，探索衰老机制以及健康防病、延年益寿的理论和方法的学问，是中医学理论体系中不可分割的重要组成部分。中医养生学建立了顺应自然、形神兼养、保精护肾和调养脾胃等的主要原则，以及在这些原则指导下，采用春夏养阳，秋冬养阴；动以养形，静以养神；节欲保精；益脾气、养胃阴等具体养生方法，从而增强体质，防病延年。

第1节 养生的基本概念

养生，又称摄生、道生、保生，即保养生命之义。其意义在于通过各种调摄、保养，增强自身体质，提高正气对外界环境的适应能力和抗御病邪的能力，从而减少或避免疾病的发生；或通过调摄保养，使自身体内的阴阳平衡，身心处于最佳状态，从而达到延缓衰老的目的。可见，养生对于强身、防病、益寿均有重要意义，历代医家均十分重视。

一、天　　年

天年，一般指天赋的年寿，指人的自然寿命。生、长、壮、老、已，是人类无法抗拒的自然生命过程，这个过程的长短是以年龄作为衡量的尺度，其经历的时间，即称为寿命。人的自然寿命的最高限度，称为寿限。中医学认为，120岁左右是人类寿命的自然限度。然而，因寿命受先天禀赋、后天调养、环境因素、个人习惯等因素的影响，现实中一般人很难尽终天年。人体内环境的平衡协调，以及人体与外界环境的整体统一，是人赖以生存的基础。当各种因素影响人体自身及其与外在环境的和谐关系，且超过人体的适应能力，阴阳动态平衡遭到破坏，人体就会出现阴阳失调，进而失去健康，影响寿命。因此，注意养生保健，维持人体自身及其与外在环境的和谐统一，保持健康状态，才能延缓衰老，颐养天年。

二、衰　　老

衰老是指生物体在正常的环境条件下，发生的功能减退，逐渐走向死亡的现象。通常也指由疾病和其他不利因素引起的类似现象。衰老有生理性衰老和病理性衰老之分。生理性衰老是指随着年龄的增长，机体各脏腑组织器官功能全面地逐渐地降低的过程。生理性衰老是人生命历程中的必经阶段，是一个动态变化的过程。病理性衰老是指由于内外因素的影响，使人过早地出现脏腑组织器官功能衰退的现象，又称为早衰。衰老受很多因素的影响，如禀赋不足、体质虚弱、以妄为常、情志失调及不良环境等。此外，地理因素和气候等因素也会对人体寿命产生影响。衰老的发生机制主要与阴阳失调、脏腑虚衰、精气衰竭等密切相关。

第2节　养生的基本原则

随着中医理论体系的形成，中医养生学也得到了不断的发展和完善，形成了以顺应自然、形神兼养、保精护肾、调养脾胃为主的养生四大基本原则（如图10-2-1）。

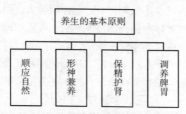

图10-2-1　养生的基本原则

一、顺　应　自　然

人与自然相参，与日月相应。人以天地之气生，四时之法成。自然界是万物赖以生存和发展的基础。人禀天地之气而成，并与自然界息息相通。因此，人只有掌握自然界的变化规律，顺应自然界的运动变化，人体各种生理活动才能稳定而有序，阴阳才能平衡协调，人体健康才能维系。顺应自然，要求调摄精神，注意饮食起居，衣着适当，动静适宜，以顺应自然界阴阳变化规律。如一年四季有春温、夏热、秋凉、冬寒的不同变化，人体要顺应这一自然规律，应该采取春夏养阳，秋冬养阴的方法。顺应自然的养生原则，还包括适应社会因素的变化，而采取相应的摄生措施。如此才能养生防病，延年益寿。

二、形神兼养

形乃神之宅，神乃形之主。人的形体与精神活动密不可分。形盛则神旺，形衰则神衰，形谢则神灭。因此，中医养生学非常重视形体与精神的整体调摄，提倡形神兼养。在形神兼养方面，中医养生学主张动以养形，静以养神。只有形神共养，动静有度，刚柔并济，达到调神和强身的统一，才能符合生命活动的客观规律，有益于健康和长寿。

三、保精护肾

精是构成人体和促进人体生长发育的基本物质。精足神旺形壮，五脏功能正常，气血流畅，生命活动才能旺盛。肾中精气为元气、阴精的生发之源，决定着人的生长发育以及衰老的过程。因此，保精护肾是增强体质、保持健康的重要环节。所谓保精护肾，是指采用各种手段和方法来调养肾精。具体可通过食疗补肾、药物调节、运动保健、导引固肾、按摩益肾、谨慎房事、节欲保精等方法来使精气充足、体健神旺，从而达到延年益寿的目的。

四、调养脾胃

脾胃为后天之本，气血生化之源，气机升降之枢纽，故脾胃功能的强盛是生命活动的重要保证。因此，历代医家十分重视脾胃在养生中的重要作用。所谓调养脾胃，是指利用各种手段和方法来顾护脾胃。具体可通过饮食调节、药物调节、精神调节、气功调节、针灸按摩、起居劳逸等方面的调摄，从而益脾气、养胃阴，脾胃运化功能正常，精微物质得以产生和输布，脏腑功能旺盛，才能达到延年益寿的目的。